采购管理
——口腔医院医疗耗材管理研究

鄢　林／著

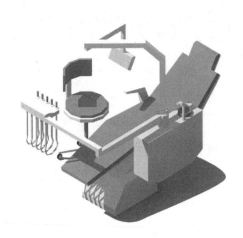

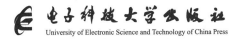

电子科技大学出版社

University of Electronic Science and Technology of China Press

·成都·

图书在版编目（CIP）数据

采购管理：口腔医院医疗耗材管理研究 / 鄢林著
. — 成都：电子科技大学出版社，2024.2
ISBN 978-7-5770-0310-8

Ⅰ.①采… Ⅱ.①鄢… Ⅲ.①口腔科医院—采购管理
—研究—中国 Ⅳ.①R197.5

中国国家版本馆 CIP 数据核字（2023）第 113145 号

采购管理——口腔医院医疗耗材管理研究
CAIGOU GUANLI——KOUQIANG YIYUAN YILIAO HAOCAI GUANLI YANJIU

鄢 林 著

策划编辑　万晓桐
责任编辑　杨雅薇

出版发行　电子科技大学出版社
　　　　　成都市一环路东一段 159 号电子信息产业大厦九楼　邮编 610051
主　页　www.uestcp.com.cn
服务电话　028-83203399
邮购电话　028-83201495

印　刷　四川省平轩印务有限公司
成品尺寸　170mm×240mm
印　张　5.75
字　数　103 千字
版　次　2024 年 2 月第 1 版
印　次　2024 年 2 月第 1 次印刷
书　号　ISBN 978-7-5770-0310-8
定　价　48.00 元

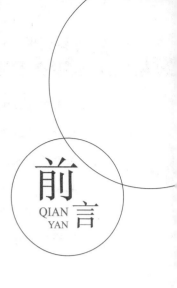

前言
QIAN
YAN

随着我国经济不断发展，人们生活水平日益提高，人们对口腔健康也越来越重视，尤其是我国人口老龄化加快，促进了口腔医疗产业的快速发展。与此同时，国家格外重视口腔医疗行业的发展，制定了一系列政策，例如国家卫生健康委员会于2019年印发的《健康口腔行动方案（2019—2025年）》、2022年印发的《医疗机构设置规划指导原则（2021—2025年）》《国家卫生健康委办公厅关于印发口腔相关病种诊疗指南（2022年版）的通知》，等等。这些利好政策使口腔医院数量增长速度加快，相信口腔医疗服务市场将进一步扩大。

随着口腔医院医疗事业不断发展，医疗消耗品也不断增加，加之口腔医疗耗材种类繁多且价格相差较大，故口腔医院医疗耗材采购管理须规范化和合理化。近年来，国家加大对口腔医疗耗材的监管力度，出台了涉及耗材采购方式、耗材价格管控等诸多方面的政策，如在2022年9月8日发布的《国家医疗保障局关于开展口腔种植医疗服务收费和耗材价格专项治理的通知》（医保发〔2022〕27号）中明确，规范口腔种植医疗服务和耗材收费方式，强化口腔种植等医疗服务价格调控，精心组织开展种植牙耗材集中采购，实施口腔种植收费综合治理。进一步提高了口腔诊疗规范化水平，保障了医疗质量安全，维护了患者健康权益。

本书按照理论联系实际的原则，在吸取前人理论的基础上，结合笔者实践经验，对口腔医院医疗耗材采购管理相关内容进行了整理分析，通过浅显易懂的文字对此进行了表述。

　　本书包括以下七个方面的内容：口腔医院医疗耗材采购管理概述、口腔医院医疗耗材采购流程、口腔医院医疗耗材供应商管理、医疗耗材采购定价和采购谈判、医疗耗材采购合同管理、医疗耗材采购的库存管理、医疗耗材数字化采购。

　　笔者查阅了大量国内外相关研究资料，在此特向这些研究者表达诚挚的谢意。因为编写时间较为仓促，而且受限于笔者自身学术水平，本书存在一些不足，恳请读者在阅读过程中针对发现的问题提出宝贵建议，以便作者后续修订。

鄢　林

2023 年 6 月 20 日

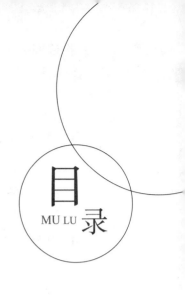

目 录
MU LU

第1章

口腔医院医疗耗材采购管理概述

1.1 医疗耗材的概念与特征

1.1.1 医疗耗材的概念

所谓医疗耗材，是指基于相关法律要求，受制于医疗器械注册管理规定，被应用于医疗健康服务过程的一些材料，这些材料是消耗品。医疗耗材主要包括一次性医疗用品、人体植入材料、可循环使用但易损耗的设备器械等。医疗耗材种类繁多，消耗数量庞大。目前，国内医疗耗材的种类超过5万种，正在使用的大约有1万种，相应的耗材目录高达几万条，甚至十几万条。医院若想正常开展医疗工作，那么医疗耗材是必需的物质条件，将医疗耗材与其他医疗器械进行比较，我们可以发现医疗耗材具有种类多、使用率高、运用范围广、易损耗等特点，是医生对患者进行治疗时必备的医疗物资。伴随现代医学科技的不断进步，各类新型技术手段被应用于产品开发领域，各种类型的耗材与器械层出不穷，不断创新。

口腔医疗耗材是指口腔医院所需使用的医疗耗材，主要运用在口腔疾病治疗、牙齿修复等。尤其是随着口腔疾病患者的增多，为满足治疗各种医疗方案，口腔医疗耗材种类也随之增加，为此研究口腔医院医疗耗材采购管理就显得非常有必要。

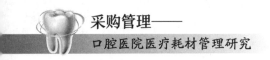

1.1.2 口腔医院医疗耗材的分类

因为口腔疾病种类繁多，故而在口腔疾病的治疗过程中所消耗的口腔医疗耗材种类复杂，通常根据耗材价格高低及使用情况对其进行种类划分。

1.1.2.1 按耗材价格分类

通常情况下，为了对耗材更有效地管理，会根据其价值高低将其划分为低值耗材与高值耗材。然而，关于低值耗材与高值耗材的界定，现在国内还没有详细的说明，口腔医院通常是考虑价值、用途等因素，按照实际治疗情况对其进行界定。

（1）低值耗材。

通常低值耗材指价格低于500元的医疗耗材。这种耗材普遍价格低廉，适用范围广泛，应用较为安全且每日需要大量消耗，主要包括注射器、无菌手套、口罩、纱布等。因为口腔医院每天都要消耗大量的低值耗材，所以一般会采购大量低值耗材存在库中，再按照不同科室的实际情况进行分配。

（2）高值耗材。

通常高值耗材指价格高于500元的医疗耗材。这种耗材主要是用于专科治疗的专门材料，通常医生会通过介入、种植、埋藏、固定等手段，将高值耗材置于患者的病灶处，发挥其支持、修复病灶或者替代病变位置功能的作用。因为大部分高值耗材需要安放在病人体内才能发挥功效，所以这类耗材的安全性、精准性等方面有较严格的要求。随着国内口腔医疗技术水平的不断进步，医疗高值耗材的消耗量与日俱增，这些高值耗材通常被广泛应用于种植、颌面创伤修复、口腔充填、根管治疗、正畸等多个治疗领域。特别是口腔种植，不但使用的种植体及相关材料价格昂贵，而且种植系统存在多个品牌，各个品牌都有自身的分类标准，不同规格的种植体还有适配基台附件等材料，这些因素导致口腔种植医疗耗材种类特别多。

1.1.2.2 按耗材用途分类

根据用途，口腔材料可分成两种，分别是公用耗材和专科材料。根据不同科室，后者又可分成六种，分别是口内、口外、修复、正畸、技工和口腔保健专用耗材。

（1）公用耗材。

公用耗材主要是一次性用品，包括一次性口腔检查工具，一次性防护用具，一次性针具，一次性设备配件，咬合纸、局部麻醉剂，棉卷和棉球等消毒用品等。

（2）专科耗材。

专科耗材主要分配给对应的科室专门使用，具体包括以下几种。

①口腔内科的专用耗材种类繁多，主要包括：各种填充物质，粘接剂，窝沟封闭药物，根管消毒药物，脱敏、防龋药物，漂白药剂，扩大、拔髓工具，根管锉，牙胶尖，成形工具，氟化物质，失活药物等。

②口腔外科、种植治疗所消耗的外科材料，包括种植体及相关配件。

③正畸科的专用耗材主要有粘接物质、托槽、弓丝、扩弓设备、牵引工具、种植钉等。

④口腔保健科的专用耗材包括氟化物药剂、窝沟封闭药物、口腔防护器械、垫底材料、颌面修复物质等。

⑤修复、技工这两个科室的专用耗材包括托举设备、假牙、打磨工具、陶瓷材料以及瓷粉、冠桥材料等。

上述专科耗材中，有些淘汰非常快且价格非常高，比如正畸托槽、支抗钉、速即纱等。

1.1.3　口腔医院医疗耗材的特征

在口腔医院医用物资管理方面，医疗耗材主要有以下三个特点。

1.1.3.1　**品种多且分类复杂**

口腔医院医疗耗材种类繁多，分类复杂，覆盖多个领域（诊断、治疗、修复等），涉及各种材料和设备，例如口腔手术器械、牙科材料、口腔修复材料等。2017年，原国家食品药品监督管理总局发布《医疗器械分类目录》（2017版），依照用途不同，口腔医疗器械可分口腔医疗设备、口腔医疗器具和口腔医疗材料三种类别，尤其是口腔医疗材料呈现出多样性，可分为口腔充填修复材料、口腔义齿制作材料、口腔正畸材料及制品、口腔植入及组织重建材料、口腔治疗辅助材料、其他口腔材料等，具体见表1所示。

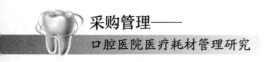

表1　口腔医院医疗耗材种类

用途	一级产品目录	二级产品目录
口腔科设备	口腔诊察设备	牙周袋探测设备,牙髓活力测试设备,牙本质测量设备,龋齿探测设备,口腔成像设备,口腔照明设备
	口腔治疗设备	牙科治疗机;牙科用椅,口腔洁治清洗设备及附件;牙科手机及附件口腔正负压设备;固化设备;牙科种植用设备;牙齿漂白设备;根管治疗设备;口腔麻醉推注设备;银汞合金调和器;口腔用骨粉制备
口腔科器具	口腔诊察器具	手动测量用器械;口腔用镜,口腔成像辅助器具
	口腔治疗器具	口腔手术刀、凿;口腔用钳;口腔手术剪;牙挺;口腔针;牙科锉口腔车针、钻;洁治器具;口腔隔离器具;打磨抛光清洁器具;种植体安装辅助器械;材料输送器具;正畸材料处理器械;口腔清洗器具:口腔综合治疗设备配件,口腔用镊、夹;口腔注射用具;口腔分离牵开用具,去冠器,治疗辅助器具
口腔科材料	口腔充填修复材料	水门汀;根管充填封闭材料;复合树脂,复合体;银汞合金,临时充填材料,盖髓材料
	口腔义齿制作材料	义齿用金属材料及制品,义齿用陶瓷材料及制品,义齿用高分子材料及制品,定制式义齿,固位桩,牙托梗
	口腔正畸材料及制品	托槽,正畸丝带环及颊面管,正畸基托聚合物,正畸弹箭,正畸弹性体附件,矫治器具及附件
	口腔植入及组织重建材料	牙种植体;基台及附件;种植支抗,种植体密封材料;种植辅助材料,骨填充及修复材料;颌面固定植入物;颌面部质复及修复重建材料及制品;基台定制材料
	口腔治疗辅助材料	根管预备辅助材料;吸潮纸尖;酸蚀剂;预处理剂;排龈材料,研磨抛光材料;印模材料,模型材料;铸造包埋材料;蜡;牙科分离剂;咬合关系记录/检查材料;隔离及赋形材料;义齿试用材料
	其他口腔材料	牙周塞治剂;口腔溃疡、组织创面愈合治疗辅助材料;脱敏剂;防龋材料,牙科膜片;牙齿漂白材料;菌斑/龋齿指示剂;牙髓活力测试剂

2023年4月28日,韦伯咨询口腔耗材行业研究专家团队发布了《2023年中国口腔耗材行业专题调研与深度分析报告》。报告中指出,中国口腔医院医疗耗材的种类大约有十几万种,种类繁多且分类复杂。目前,一些口腔医院正在使用的医疗耗材的种类竟已超过三万种,大概有三千家厂商为这些口腔医院提供医疗耗材。可见,目前口腔医院医疗耗材呈现出多样性的特征。

1.1.3.2　价格差异大

据东北证券2022年统计，耗材成本在口腔医疗机构经营成本中的占比普遍在15%左右，而且每年在递增，给口腔医院带来了不小的负担。不同的耗材价格差异巨大，便宜的有几毛钱的棉签，贵的有十几万的口腔种植耗材；即使是同种耗材，但是因为作用效果、质量、供应商等方面的差异，价格同样会差异巨大。为了便于对医疗耗材进行管理，许多口腔医院根据价值高低把医疗耗材分成两种，分别是低值耗材与高值耗材；高值耗材又可以分成两种，分别是植入类与非植入类。根据《2022年中国口腔科耗材产业链结构及行业市场规模前景分析》可以发现，2019—2022年高值耗材的采购花销在医疗耗材采购总花销中所占的比例高达65%，低值耗材仅为35%。

1.1.3.3　更新速度快

伴随科学技术的日益进步，越来越多的新型、高科技医疗耗材问世，如生物材料、纳米材料及数字化技术的相关运用，医疗耗材的品规、型号及功能等日益丰富，口腔医疗耗材也随之呈现多样化和科技性。2019年《健康口腔行动方案（2019年—2025年）》中，明确指出要加强口腔疾病防治应用研究和转化医学研究，加快种植体、生物3D打印等口腔医疗耗材国产化进程。这样的政策和科技创新也使目前口腔医院医疗耗材的更新速度日新月异。

1.2　口腔医院医疗耗材采购管理方法

1.2.1　SPD医疗供应链管理模式

目前，医疗行业一般按照SPD（供给—分拆加工—配送）医疗供应链管理模式来实施管理，与其他模式相比，SPD医疗供应链管理模式具备非常明显的优势。20世纪60年代，美国医院经营顾问弗里森医生第一次提出该医疗管理模式，目的在于改善某医院当时面临的经营困境。他基于医院运行的基本规律，提出了将物资采购、管理及运输等多环节进行整合，使其协同为一个整体的管理构想。他认为这样有利于提升医院的管理效能。SPD医疗供应链管理模式作为一种管理策略，致力于将医疗资源集中汇总，给当时的医院管理人员提供了一条新的管理路径。

基于该理论的指导，医院日益倾向于利用信息技术打造自身的协同管理体系，将有关管理活动整合为一体，进而优化资源配置，最终提升医疗服务质量，促进医院平稳长远发展。该管理模式的关键在于规范化、效率化和均衡化，按照供应链管理模式的要求，建立整体管理系统，促使采购、验收、制造、运输、存储等过程整合为一体，通过科学有效的规划不断提升医疗物资管理效果：降低成本投入、提升管理效能、提供更高质量的服务。该模式将医院医疗物资的管理划分成以下三个阶段：（1）采购、供货阶段；（2）院内仓储中心的加工管理阶段；（3）二级库房配货运输阶段。

该管理模式利用信息管理技术对这三个阶段涵盖的不同医疗物资管理内容进行了流程升级。第一阶段，采购单不再是人工统计分析的结果，而是物流管理系统通过对物资供应情况、临床实际消耗量、库存数量等进行最优计算后得出的结果。第二阶段，该模式充分利用条码技术，将所有经过验收的医疗耗材贴上专用条码录入数据库，可以通过扫描仪对其进行扫描进而获取其采购信息、发票等有关数据；此外，还能查询到其在医用物资存储中心的存放位置，大大减轻了管理工作的难度，降低了错误发生率。第三阶段，由专门的物流配送中心对院内各个二级库（即各个科室的库房）的医用物资存放情况进行盘点。此外，该管理模式还有利于供需双方完成款项结算。对医院来说，医院可根据销售协议的要求，保证在库的医疗耗材以高效的形式分配，保障自身医疗耗材的库存量尽可能减少，进而尽量降低成本。

总的来说，SPD医疗供应链管理模式有利于推进医院物资供应商式的改革，通过"院内物流中心主动配送–二级库扫码消耗"的方式，促进医院平稳长远发展。

1.2.2 精细化管理模式

精细化管理是一种现代化的管理模式，目前被广泛运用于各大领域。精细化管理源于20世纪50年代的日本。实施这种管理模式的目的在于明确各方职责，并基于此来促使管理人员切实履行自身职责，推进各项工作，自觉建立常态化监督体系，以尽快发现问题并采取相应解决措施。总的来说，精细化管理类似于形成一个明确组织的指南，这个组织会持续性发展，而且会及时发现存在的问题并提出相应解决策略。该管理模式按照客户的实际需要建立有效的工作流程，通过不断优化资源来为其提供更优质的服务。对于精细化管理来说，不断改进是非常重要的，应当尽可能鼓励所有员工积极投身改进过程。

精细化管理的"精"指精益求精;"细"指细节化,即工作内容更细致及管理工作更细心。对医院来说,精细化管理思想的引入,意味着医院的管理从粗放型管理模式逐渐转变为集约化管理模式。

随着医疗行业的快速发展,粗放型管理模式已经不足以支撑医院的运转了,对其发展形成一定负面影响,为了突破发展困境,建立精细化管理模式是非常有必要的,有利于对医院的组织架构进行优化,创建规范化、标准化的管理系统,促使医院长远平稳发展。对口腔医院来说,构建精细化管理机制,对于保障自身工作的顺利开展意义重大,对于降低成本、提高服务质量等能够起到积极作用,有利于提高医疗服务质量,获取社会大众的认可。

已有研究发现,医院采取精细化管理模式有利于优化工作流程,减少资源浪费,提升工作效率,为病人提供更优质的服务。

1.2.3　成本管理

对医院来说,成本管理是其管理系统的重要内容,会影响其运行。林杏娇等研究发现,伴随国内医保制度改革进程的日益推进,医院的公益性必然会日益凸显,这必然会使其收益进一步收缩,对医院来说,开展有效的成本管理,合理控制成本已经是必然的结果。医院为病患提供种类繁多的医疗服务,因此进行成本控制存在一定的难度,传统的成本核算体系有弊端,再加上医疗服务项目存在诸多不确定因素(尤其是在新技术、新理念方面),这都对医院的成本结构造成或多或少的影响。曹亚莉从价值链的角度出发,采取系统分析的方法进行研究,发现医院若想有效进行成本控制,那么有两方面需要注意:首先,要分析内部价值链;其次,要探究外部价值链。在此基础上得出相应成本优势。蒋艳红等认为医院的成本控制极为复杂,是一个涉及多方面的综合过程,因此,必须不断增强预算的执行力度,进一步制订清晰的预算管理目标,不断加大其执行力,并在此基础上形成考核机制。

一方面患者数量日益增加;另一方面医院承受的控制医疗成本的压力不断升高,医院管理人员越来越认识到降低医疗成本的紧迫性。因此,加大医院的成本管理力度是帮助医院创收,保障医院长远平稳发展的有效手段。

而在医院所有成本支出中,医疗耗材采购支出占据了很大的比例。在对口腔医院的价值链进行分析后可以发现,口腔医院医疗耗材是种类最多、最复杂的,因此必须加强对其的成本控制,这样才能对资源进行合理分配,提高医疗耗材的

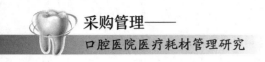

使用效果，提高口腔医院的成本管理能力和管理水平，促进口腔医院不断发展，达成自身现代化发展目标。

1.3 本章小结

　　本章主要就医疗耗材的概念、特征及口腔医院医疗耗材采购管理方法进行阐述。口腔医疗耗材是口腔医院所需使用的医疗耗材，可从用途、价格分为两个大类，具有品种多且分类复杂、价格差异大、更新速度快等特征，可采用SPD医疗供应链管理模式、精细化管理模式、成本管理等方法对口腔医院医疗耗材进行采购管理。

第2章

口腔医院医疗耗材采购流程

随着口腔医学相关科技的不断进步，在临床应用过程中医疗耗材重要性日渐凸显。对于口腔医院来说，采购医疗耗材需要考虑多方面因素，包括价格、购货渠道、规格要求、购买数量、质量水平、购买方式等，更有甚者，采购时机也要被考虑进去，进而保证口腔医院能够储备足够的耗材，保证自身正常运转。将这些综合起来的过程就是采购流程。口腔医院需要不断对采购流程中的所有环节进行优化，才能有效降低成本投入，开展更科学有效的医疗耗材采购活动。

2.1 采购流程概述

2.1.1 口腔医院采购流程的概念

采购流程一般包括获取信息、询问价格、比较价格、商议价格、评估、获取样品、决策、申请采购、下订单、中期沟通、货物催交、验收货物、尾款支付等环节。

口腔医院规范医疗耗材的购买流程并对其不断优化，目的在于促使物资流通效率进一步提升，减少临床诊治对医疗耗材有需要时需要等待的情况，保障医疗耗材能够在短时间内为临床治疗提供充足且连续的供给，即供应质量管理。口腔医院规范有效的医疗耗材采购流程是保障其医疗服务顺利开展的前提和基础，因此，该流程不但要高效高质，更要符合相关法律、法规的要求。注意，口腔医院采购的医疗耗材往往种类繁多、数量庞大，需要大量供应商为其供货，且很多情况下需要临时采购。因此，采购时不但要考虑医疗耗材的数量和价格，还要考虑

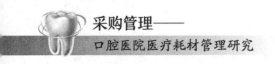

面对突发事件、抵抗自然灾害、处理供需双方矛盾、满足病人需要等问题。

口腔医院耗材采购计划通常有两种，分别是周期采购计划与临时采购计划。前者一般应用于普通低值耗材采购活动。后者一般是因为手术临时需求而采购相应耗材与药剂等，这是因为部分耗材在用量等方面存在不稳定因素，只有在确定之后才能申请使用，比如介入手术所需耗材；而有些药剂因为难以存储，所以口腔医院往往根据需要临时购买。

口腔医院医疗耗材一般会采取归口管理的模式，对归口管理部门做出清晰的职责规定，将申请购买权安排给对应的归口管理部门。由分管物资采购的院领导进行指导，相应部门的管理者与工作人员按照规定的采购流程对相应物资进行采购，其他部门严禁私自购买。另外，采购部设立专门科室负责购买医疗耗材，并安排一名科长负责科室管理，若干名采购人员和质检人员专门负责对院内口腔耗材进行购买与管理。采购人员的主要职责是医疗耗材的购买，质检人员的主要职责是对供应商的资质进行审核及检测产品质量，此外，还要与财务部门展开密切协作（会计要负责记账、报表统计等），与仓库管理部门建立协作（由仓库管理部门人员负责对相关耗材进行管理）。

2.1.2 口腔医院采购流程的总体原则

2.1.2.1 目标性原则

流程目标作为采购流程的整体指导，其方向引导性非常强，鉴于此，在对采购流程进行设计以及后续实际执行时，务必要遵循目标性原则，以流程目标作为出发点。只有实现了预期目标，采购流程的设计与执行才具备价值。在对其采购流程进行设计时，如果单纯只考虑采购活动，未设置目标对其进行引导，必然会导致流程效率低下、很难达成期望的效果。

2.1.2.2 一贯式原则

所谓一贯性原则是指撤销那些对于内部客户及外部客户来说不增值的活动，使采购流程更加直接与连贯。口腔医院在采购医疗耗材时，形成贯通流畅的环节，消除阻碍各科室之间交流、医生与病人之间沟通的各类障碍，确保对耗材有需要的科室和病人能够直接和采购部门进行交流，有利于医院及时获悉病人的需求，尽快做出应对，进而提升自身服务质量。

2.1.2.3　严把质量原则

注意在采购流程中安排质检环节。对一项工作流程来说，只有其成果通过质量检测，才能认为达成了该流程目标。对所有工作来说，在工作中途发现问题并及时解决比完工后发现问题进行事后弥补花费的人力物力要少得多。

2.1.2.4　放权原则

交流沟通、进行决策及遇到问题提出处理方案等应当发生的工作过程中。若遇到问题便上报给部门负责人，再由其出面沟通与解决问题，那么就会遇到两种问题：第一，上报问题及解决问题需要花费大量时间，容易错过最佳时机；第二，因为部门负责人没有直接参与工作流程，因此对其不甚熟悉以至于解决问题时容易出现偏差，导致时间被白白地浪费掉了，加大了企业的成本。

因此，采购管理者可适当下放决定权，让基层采购人员参与问题的沟通与解决，以提高问题解决的效率。同时，采购管理者要注意基层采购人员的工作状况，适时提点在放权下必须达到的目标，使基层采购人员清楚行动方向。

2.1.2.5　完整性的原则

对口腔医院医疗耗材采购流程进行组织时，需尽量安排同一个人来完成整项工作。这种安排不但有利于激发个人的工作积极性，使其获得一定的成就感，还能有效避免多次工作交接导致的时间及资源的浪费。

2.2　低值耗材采购流程

在现代信息技术的帮助下，口腔医院低值耗材的采购流程已经日趋稳定，运行效果令人满意。这类耗材往往消耗量大，被广泛应用于各个科室。低值耗材采购工作任务分配具体如下：院内采购配送部门购买本院的低值耗材并对其进行管理；仓储人员对当前低值耗材的库存量进行清点后得出其实际库存情况，并将该结果告知采购人员，由其来安排统一购买。无菌注射器、消毒指示卡等在内的一些特殊耗材可以由临床科室人员直接向采购部门申请购买（必须按照要求填写购买申请），所需耗材购得后需统一由库管部门审核，并严格按照出入库流程进行领取和使用。

低值耗材适量繁多、消耗量大，购买这类耗材的支出在医院整体支出中占据了较大比例，因此，需要对低值耗材的采购流程不断进行优化，建立起规范化的、高效合理的低值耗材采购流程。一些供应商和口腔医院签订了长期供货

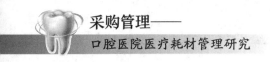

合同，存在长期合作关系，因此，更要有一个明确、清晰、简洁的采购流程来保障供应关系的长期向好发展。低值耗材的采购流程如图1所示。

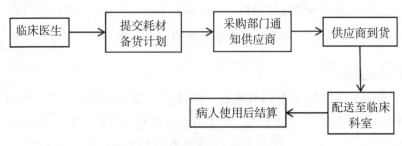

图1　低值耗材采购流程图

2.2.1　临床申请

科室工作人员可以根据耗材实际需求进行申购，制订本科室的耗材需求计划并提交给采购部门。提交计划时，需说明所申请的耗材的名称、品牌、型号规格和数量等详细内容，不然就算是提交了采购申请，采购部门也很难按需购买。

2.2.2　提交备货计划

采购部门接受采购申请后，首先应对申请的医疗耗材进行全方位的审核，如果审核通过了，那么采购人员需对所有申请内容进行整理和汇总；如果审核没有通过，那么采购部门需要尽快联系申请者，指明采购申请问题所在，要求申请者尽快做出修改。之后，采购人员需要对目前院内库存情况、备货时效等进行盘点，根据结果制订并上报所需低值耗材的备货计划。这一系列举措，一方面能满足口腔医院所需耗材的使用需要，改善库存周转状况；另一方面能避免因为缺货影响口腔医院运营效率的情况发生，在采需之间达成一定平衡。

2.2.3　生成订单，通知供应商

采购部门领导收到备货计划后，对其进行审核，如果发现存在问题以至于审核无法通过，就联系库管人员，再由库管人员和临床科室联系，尽快修正需求计划。如果备货计划没有问题，审核顺利通过后就可以直接生成订单，订单内容包括耗材的名称、型号、厂商、规格、数量等。订单应及时传给供应商，方便其及时根据订单准备货物，进而顺利完成本订货任务。

2.2.4　供应商到货，验收入库

订单内容中明确规定了供应商需在规定时限之前把要求的货物及发票、验收

登记表、产品质检报告等一起配送到口腔医院的仓储中心，必须货票同行且货票相符。供应商每次出货都必须确保货物、发票、验收登记表、质检报告一同送达。库管人员当场验收所有货物，接收验收登记表，对货物进行入库。

2.2.5　配送至临床科室

将耗材配送到具体科室之前需要对其出库，库管人员根据不同的科室及病区的需求计划完成相应耗材的出库，并打印出详细的配货清单，将耗材分配给相应科室或病区。

2.2.6　回款

口腔医院仓储中心医务人员把耗材入库发票和入库单一并交付采购人员，交接完成后，由后者将所有报销发票汇总并打印出来。采购人员需将每批次医疗耗材的报销单据整理到一起，交到财务部门，由财务部门根据合同要求支付尾款。低值耗材分配至临床科室应用于病人诊治并向其收取相关费用后，低值耗材才取得回款。

2.3　高值耗材采购流程

因为高值耗材价格较高且通用程度较低，所以长期以来都是口腔医院管理的特别关注点。通常情况下，正畸托槽、骨修复材料等高值耗材是需要从国外进口，因此口腔医院一般对这些高值耗材集中购买。此外，相当一部分高值耗材只有在病人手术过程中才能确定其型号、规格等数据，体现出了反向物流的特征，加大了采购管理的难度。鉴于此，高值耗材的采购流程要求更高，如图2所示。

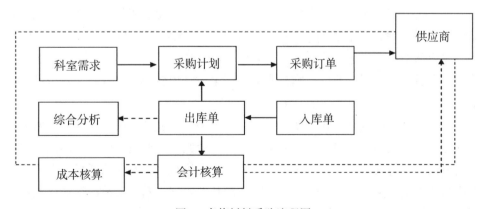

图2　高值耗材采购流程图

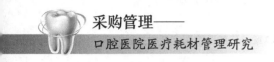

2.3.1 采购申请

基于高值耗材的特征，口腔医院对高值耗材的管理方式一般会分配给临床科室进行二级库管理，在科室的仓库存放一些高值耗材，当科室有需求时需按照消耗基数去二级库申请。

2.3.2 采购流程

高值耗材种类多、分类复杂，尤其是跟台手术所需的耗材，如果仓储中心全都备齐，那么会导致耗材积压且占用大量资金，但是临床需求又必须及时满足。口腔医院为解决这种矛盾，可采取虚拟采购模式（一种电子化的、无纸化的物流处理方式），根据高值耗材的种类，隔一段时间进行集中购买；通过对供货商进行资质审核、与其进行价格商议等方式，建立起口腔医院高值耗材供应目录库，力求将尽可能多的高值耗材包含在内；与供应商签订采购意向书，明确购买价格，成为后续采购的凭证。

2.3.2.1 资质审验

选取优质的供应商，对其提供的"四证一报告"（产品注册证、经营许可证、生产许可证、卫生许可证及国家药品监督管理局质量检测报告）和其他相关资料进行审核，检验其是否真实有效、是否加盖企业公章；将一切能说明供应商资质、信誉，展示产品质量的资料统一建档管理。

2.3.2.2 采购谈判

第一步，面向社会公开招投标；第二步，对招标结果进行跟标；第三步，进一步开展采购谈判。无法跟标的可采取另外三种方式，即根据高值耗材每年具体的采购情况分别开展招标、竞争性谈判或价格协商。无法跟标的前两种方式通常应用于需要大量采购、具有较多选择的耗材，由采购部门组织专家成立评审小组，并邀请纪检人员进行监督，与适当的供应商签署采购意向书，列入口腔医院耗材供应目录库；第三种方式则普遍适用于采购规模较小、具有一定随机性、尚未列入医院耗材供应目录库的高值耗材。

尽管协商议价这种方式简便、灵活，但因为不够公开透明，所以需要两人以上参与，而且谈判前需要广泛获取市场信息，谈判时需要对多个供应商的报价情况进行比较、与其博弈；针对报价不透明、难以进行多方对比的耗材，有些情况下应当要求供应商提供厂商或上级代理商的相关单据。基于上述内容的谈判更有利于达成目标。

2.3.3　高值耗材科室分配使用流程

2.3.3.1　**高值耗材**

当科室（或手术过程中）需要高值耗材时，从医院高值耗材供应目录库中选择合适的供应商后，就可通知其进行配送。供应商一般将通用高值耗材配送至科室的二级库或者直接与手术室交接。收货人对货物质量进行检验后在供应商提供的出库单上签字，以此当作使用、退换货或责任评判的凭证。

2.3.3.2　**科室填写"高值耗材使用审核单"**

科室或手术室需要高值耗材时，应当填写"高值耗材使用审核单"（简称审核单），该单据详细说明了耗材的实际使用状况，临床医生、巡查护士及科室负责人均需对该单据签名，术后将耗材实际使用状况尽快录入电脑数据库或归档，转呈给核算室来审查相关收费数据，确定没有问题后核算室盖章通过并将该单据还给科室或手术室。

2.3.3.3　**科室将审核盖章后的审核单汇总上报**

科室把审核单整理后交给采购部门，再由采购部门根据审核单要求供应商提供相应发票，完成入库流程。供应商提供的所有的发票应当齐全，如果中标的成套产品出现增、减配置的情况，必须给出明确说明。

2.4　**耗材入库流程**

2.4.1　**库房严格核对审核单和发票**

库房不但要严格核对审核单，还要审查发票，只有在确保发票与审核单各项目逐一对应，才能办理出入库手续。库房将发票与审核单统一进行编号，并把发票和入库单一并交给会计进行报销，把审核单留在库房归档，以便后续查验。此外，库房应当每日清点耗材在库数量，如果出现耗材余量不足或者意外损耗等情况，库房应当尽快与采购中心沟通，或者联系耗材使用的科室或手术室，对耗材进行补充或替代。

口腔医院库房不但要严格核对审核单，还要审查发票，只有确保发票与审核单各项目逐一对应，才能办理出入库手续。库房将这两种单据统一进行编号，并把发票和入库单一并交给财务部门报销，而审核单则留在库房归档，以便后续相关查验。此外，库房应当每日利用口腔医院医疗耗材验收记录表（见表2），清点耗材在库数量，如果出现耗材余量不足或者意外损耗等情况，库房应当尽快与采购中心沟通，或者联系耗材使用的科室或手术室，对其进行补充。

表2 口腔医院医疗耗材验收记录表

供货单位		耗材名称		
规格型号		进场数量		
品牌(产地)		进场日期		
序号	验收项目	验收标准	检查结果	
1	包装检查	合同要求	是□	是□
2	耗材外观、颜色检查	合同要求	是□	是□
3	规格型号检查	合同要求	是□	是□
4	基本参数检查	合同要求及行业标准	是□	是□
5	进场数量检查	合同约定	是□	是□
6	其他检查验收	合同约定	是□	是□
综合评定结果： 合格□　　　　　不合格□				
质检员：　　　　　仓库部门：　　　　　审核员：				

2.4.2 严格入库流程

仓库管理人员对口腔医院耗材的信息进行汇总后，采购管理系统自动生成并分配了一个院内唯一码，该码一方面可用于查询高值耗材的去处，另一方面能够与相关手术和病人的信息形成联系，进而能够为医院的收费系统服务；物流人员把高值耗材送货至科室或手术室的二级库就可以直接入库了，低值耗材则直接被送到普通仓库入库。耗材完成入库手续后，信息识别系统通过自动扫描的方式取得了最新入库的耗材的院内唯一码，并把该码上传到院内管理软件，有利于相关工作人员查询耗材信息，并根据事先确定的分配政策或计划将一定数量的耗材分配给各个库房。此外，一级库还可以按照各二级库上报的缺货信息对高值耗材进行统一调配。

耗材入库之前需要检验，由院内采购人员、供应商送货人员联合库管人员共同检验耗材的质量，判断其是否达标，进而确定能否入库。验收时，由库管人员核对采购人员提供的采购计划单及送货人员提供的配送清单，仔细检查货物的规格型号、包装、数量是否准确无误；检查合格的货物可以接收入库，库管人员将对应的入库单据交接给供应商（如图3）。检验不合格的货物，应立即退回，此批货物中之前检验合格的也暂时停止入库并要求供应商根据配送清单马上对不合格的产品进行过更换，直到补发的耗材检验合格之后才能与暂停入库的那部分合格产品一同入库。如果供应商不能及时更换，那么将所有货物返还，并上报采购部门要求其选择其他供应商。

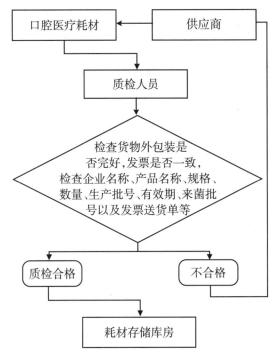

图3　口腔医院耗材入库验收流程图

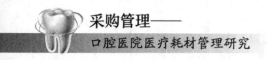

2.5　本章小结

　　本章主要阐述口腔医院采购流程的概念、总体原则，以及医疗耗材的采购流程。口腔医院区分医疗耗材价值高低，选择分类管理。高值耗材可采用虚拟采购模式，根据病人的情况预估耗材种类和数量进行实时采购。低值耗材管理模式则有所不同，口腔医院一般会根据耗材需求制订采购计划并交予采购部门，以大量购买储存，供日常使用。

第3章

口腔医院医疗耗材供应商管理

对于采购管理来说，供应商管理是关键，而要做好采购管理工作一个重要工作就是选择优质的供应商，并与其建立良好的合作，构建互利共赢的协作关系。此外，还要在口腔医院与供应商之间建立起有效的沟通途径，这样当口腔医院对耗材有需求时就能更快更有效地联系供应商，从根本上提升口腔医院与供应商的合作效果，使二者的合作关系高效稳固。采购过程应当灵活变通，根据实际情况操作，使供应商能够更快更有效地对口腔医院医疗耗材需求做出反应。这种情况下既能按需准时供货，又有利于口腔医院尽可能少地存储耗材，不但能降低库存、减少采购开支，还能提升采购成效。

3.1 供应商管理概述

对于采购管理来说，供应链管理是关键，而供应商管理又是供应链管理的核心，因此有必要建立良好的供应商管理机制，帮助口腔医院选择优质的医疗耗材供应商。

供应商指为别组织供应原材料、货品、技术支持与服务等资源，并获取一定回报的组织或个人。供应商一方面代表产品流与资金流的起点，另一方面代表反馈信息流的结束；它不但决定了供应链是否能顺利开启，还影响着信息流中消费者的态度。作为供应链的关键，供应商是影响组织综合竞争力的核心因素，直接决定了组织的采购管理成效。

供应商供应产品的质量、价格、及时，会对位于同一供应链的其他组织的产品成本、交货时限造成影响。由此可知，对于整个供应链来说，若想维持良好的运转状态，供应商管理是关键。

供应商管理包括多个环节，是一项综合性的管理活动，不但要选取合适的供应商，还要对双方的合作过程进行评价与监控，是一个动态的过程。有效的供应商管理，有助于组织正常运转，获得进一步发展。整体来看，供应商管理主要包括三个步骤：第一步是选取优质的供应商，即供应商的准入；第二步是对供应商的供应情况进行评价和考核；第三步是按照评价结果对供应商进行监控。伴随经济的不断发展，越来越多的组织致力于在供应商管理方面取得更多的创新与突破，日渐重视供应商管理的作用，甚至将其上升到了战略高度，并且在实际应用中持续进行改进。供应商管理的发展历程如图4所示。

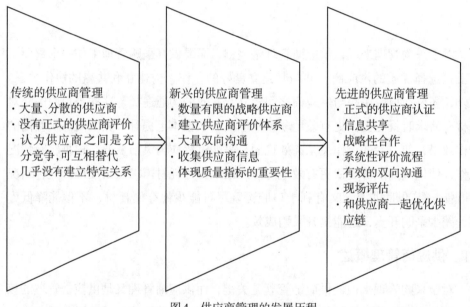

图4　供应商管理的发展历程

将"新兴的供应商管理"与"传统的供应商管理"进行比较可以发现，后者的企业、单位和供应商之间几乎没有建立特定关系，而前者双方较为重视彼此交流与沟通，企业、单位等往往在确定供应商之前通过多方途径搜集其信息以尽可能全面地了解对方，产品的价格、质量均是需要考虑的重要信息。将"先进的供应商管理"与"新兴的供应商管理"进行对比，可以发现前者更加看重供应商认证情况及其关系管理水平，注重组织与供应商共同进步以实现双赢，会从多方面了解供应商并与其共享信息。

3.2　供应商管理的内容

实行供应商管理的目的在于促使供应商供应质量更佳的货物与服务，通过供应商管理，使合作双方均能达成自身战略目标。供应商管理主要有如下几项内容。

第一，开展市场调研。这是应商管理的第一个环节，也是极为重要的环节。市场调研主要针对供应商提供的相关物资与服务开展，包括物资和服务的常规数据、价格高息、供应时限等内容。这些内容有利于后续组织与供应商之间协商和谈判的顺利开展。那么应该怎样调查供应商呢？供应商调查的根本目的在于搜寻有合作价值的供应商，对供应商的调查主要涉及其资金、供应的产品质量、产能、供应价格等。

第二，关注开发供应商资源的途径和方法。开发优质的供应商是供应商管理的核心环节之一。若考虑战略采购的情况，则必须从现实出发，促使供应商获得平稳、持续的发展。随着越来越多的优质供应商被发掘，组织的供应商管理支出会降低，跟进工作也会随之简化。发掘供应商应当遵循的基本原则是符合消费者及企业单位的需要。

第三，在对供应商进行管理的过程中，要注意构建相关考评机制。只有采取科学有效的考评方法，才能对所有的供应商做出精准划分，进而选取最优质的供应商。

3.3　供应商管理的意义

现代社会，优质的供应商是让组织的产品、服务在市场中取得先机、占据竞争优势的有利条件。选择供应商很重要，一旦做出了错误的选择，那么必然面对两个问题：一是更换当前的供应商，但需要面对更换成本高、适应周期长的问题；二是坚持当前供应商，与其不断磨合与沟通，促使其不断进步来满足自身需要。不管选择哪一项，都会使自己陷入被动。

根据相关研究可知，更换新供应商的投入大约是维护已有供应商支出的4～10倍。鉴于此，对于供应商管理来说，要关注供应商的开发和评估。

需要开发供应商的常见情况见表3所列。因实际情况及出发点的差异，开发供应商的侧重点会存在差异，采购部门只有先弄明白开发新的供应商的原

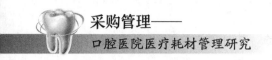

因，才能采取有效的策略开发供应商并对其进行监督管理。

表3　供应商开发管理的常见情况

常见的触发管理机制的情况	相应的价值
满足组织战略发展需求	延伸和提升组织核心竞争力
新业务拓展需求	支持新业务布局，补齐能力短板
现有供应商无法满足采购需求	替代现有供应商，保障业务持续性
供应商的必要性储备	保障重要物料供应能力，降低供应风险
优化配置供应商资源	优胜劣汰，激发供应商积极性

综上所述，供应商管理主要有以下四方面的意义。

3.3.1　满足组织战略发展，提升竞争力

组织发展时，如果战略布局出现变动，那么其资源供应安排同样也会发生变化。这些变化主要表现在搬迁到新位置、建立新厂、产品加工外包出去等方面。这种情况下，因为地理位置等因素的限制，当前的供应商不再能满足组织的发展需求，于是需要重新选择供应商或对原有资源进行优化，将和自身价值观相符的外部资源进行整合进而提高自身的综合竞争力。特别是在新业务方面，对新业务熟悉的供应商能在短时间内帮助组织补全自身在该领域的不足。

3.3.2　提高供应商对客户需求反应的敏捷性

零库存管理、准时制生产、物流更加快速安全等库存管理方式已逐渐成为主流。基于这样的背景，面对消费者的需求，供货商是否能够快速做出反应被认定为考核其综合绩效优劣的重要依据，成为影响其在激烈的市场竞争中所处地位高低的关键因素。

客户选择产品及服务时，不但要考虑交货时间长短，更要考虑供应商能否在短时间内对客户的需求做出反应，即反应是否敏捷。单独依靠任何一个组织来满足客户的需求是不现实的，必须依靠供应链，利用位于其上的多个组织来实现客户需求。应对瞬息万变的市场所带来的挑战。供应商应当具备控制资源市场的能力，客户则要充分发挥采购职能的优势，使二者形成互利共赢的协作关系，使供应商面对客户需求时更快地做出反应。

3.3.3　盘活资源池，优化升级供应链体系

当组织形成了比较稳定的供应链后，为了应对日益激烈的市场竞争，需要利用鲶鱼效应对供应商进行管理以优化市场，即利用新供应商来刺激原有供应商，激发其忧患意识，不断淘汰掉竞争力较弱的供应商。供应商的竞争力不但表现在低廉的价格、快速的反应、良好的质量及优质的服务等方面，更展现在其创新意识与创新能力上，这是应对残酷市场竞争的核心能力。所以，组织需要时不时对供应商资源池进行考核，并且进行优胜劣汰，这样能有效防止供应商懈怠，促进合作双方一同进步。

组织从价格、响应速度、质量等多个维度出发挑选新的供应商进入资源池，引发供应商之间的良性竞争，舍弃劣质资源，选取给适合自身的优质供应商，能使自身的供应链系统不断优化升级，

3.3.4　降低采购成本，提升组织竞争优势

如果供应商能够提供的某类物资数量有限，但该类物资在组织采购中占据较大比例时，这类物资的采购成本控制及保障供应便将面临较大的风险：首先，如果当前供应商不能准时交付货物，那么组织就会直接遭受经营风险；其次，因为该类物资资源有限，当组织没有备选的供应商时，就不得不面对当前供应商坐地起价的风险，使自身成本控制的难度增加。

综上所述，为稀缺、重要物资开发备用供应商是非常必要的。引入新的备用供应商后，组织不但能够摆脱原有供应商的控制，还能在多个供应商之间进行选择。有效储备供应商，在必要时对原有供应商进行替代，有利于组织管理成本，规避不良供应商带来的风险。

3.4　口腔医院医疗耗材供应商调查

对医疗耗材供应商的调查一般涉及其注册地、资金状况、单位属性、联系方式、产品类型等方面。此外，还需要对采购的商品展开详细调查，包括其单价、出厂时间、质保期等，这些调查有利于口腔医院选择合适的供应商及开展后续协商与谈判。

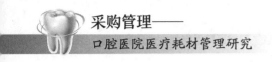

3.4.1 供应商调查的重点

3.4.1.1 信息充分且真实

对口腔医院开展医疗耗材供应商管理来说，调查是第一个环节，也是重要的环节之一。对供应商进行调查时务必保证取得的信息是真实可信的，只有这样，才能确保后续工作的有效推进。同时，应当尽可能全面、充分地开展调查，不但要调查厂址、联系方式等基本信息，还要对供应商供应的医疗耗材展开深入调查，包括其质量、价格、交货准时等方面。

3.4.1.2 明确供应商供货渠道

应当通过明确、多元化的方式对供应商供货渠道展开调查，这些渠道包括但不限于互联网、传统行业协会等。口腔医院对自身医疗耗材供应商展开供货渠道调查的方式可以分成两种类型：第一种是口腔医院主动调查，包括线上及线下各种方式；第二种是供应商主动向口腔医院提供所需信息。

3.4.1.3 诚恳合作、实现共赢

不论是调查者口腔医院，还是调查的被供应商，双方均需遵循一个基本原则来开展调查活动，即诚恳合作、实现共赢。只有基于这个原则，双方才能顺利开展下一步合作。口腔医院在对耗材供应商展开调查时，一方面要站定立场、坚持原则，另一方面要树立合作双赢的理念。如果只顾及自身利益不顾对方利益，必然会影响双方合作效果，影响供应商管理成效，甚至导致采购失败。同样的，耗材供应商也要秉持良好的合作态度，主动向口腔医院提供真实、准确的信息。

3.4.2 供应商调查内容

采购人员对供应商展开调查的第一步就是对物料市场展开调研，摸清楚供应商的真实情况，具体调查过程分为初步调查和深入调查，下文将对这两个方面进行说明。

3.4.2.1 初步调查

初步调查的内容主要包括供应商地名称、详细地址、产能、物流配送等。初步调查时，虽然采购人员仅对供应商的基本信息有个初步了解，但因为调查范围

较大，所以能掌握多个供应商的基本信息，进而了解其供应产品的基本情况。表4为口腔医院医疗耗材供应商基本信息调查表。

表4 口腔医院医疗耗材供应商基本信息调查表

供应商全称				供应商编号	
供应商地址	国别		省份	详细地址	
联络人	业务窗口			企业负责人	
	姓名			姓名	
	电话			电话	
	传真			传真	
供应商经营信息	注册资本			厂商性质	
	税务号				
收款银行资料	银行名称				
	银行账号				
	银行地址				
交易条件	交货条件			交易币别	
	付款方式			交易认定基准日	
	付款期限起算日				
评鉴说明					

3.4.2.2 深入调查

经过初步调查，合适的供应商的选择范围已经大大缩小，这样就可以针对被初步调查筛选出来的供应商开展更细致深入的调查了，即对其生产线、生产技术、质检过程、组织管理等方面深入调查，必要时可以开展实地调研。需要注意的是，各类医疗耗材供应商调查内容并非都一样，调查人员需要根据口腔医院实际需求对供应商相应情况进行调查。全面信息调查表见表5所列。

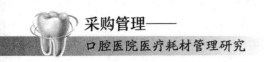

采购管理——
口腔医院医疗耗材管理研究

表5　口腔医院医疗耗材供应商全面信息调查表

供应商全称			供应商编号		
地址		联络人姓名及电话			
法人代表		联系电话			

1 基本情况	成立时间：		注册资本：		企业性质：
	生产范围：				
	国内安全或质量认证情况	证书名称	认证时间		证书编号
	国际安全或质量认证情况	证书名称	认证时间		证书编号
	产品执行标准	□国际标准　□国内标准　□行业或地方标准　□企业标准			
	产品合格率	（填写上一年度产品合格率）			
2 人员基本情况	公司总人数		技术人员人数		
	生产人员人数		检测人员人数		
	是否有培训体系		是否有培训记录		
	质量部门负责人姓名		电话		
3 设施设备情况	设施数量是否足够		□是　　□否		
	设施是否完好,能否投入生产		□是　　□否		
	设施是否得到正确的维护保养		□是　　□否		
4 总体评价	资质是否齐全		□是　　□否		
	是否按照质量安全管理体系执行		□是　　□否		
	是否可以提供耗材样品		□是　　□否		

3.4.3　供应商调查途径

3.4.3.1　互联网

目前，网络是最经济、高效且被广泛应用于各个领域的调查途径。不管是搜索引擎、相关交易网站等，还是自媒体平台等，均能被应用于供应商调查。此外，调查人员还可以借助微信、微博等社交软件直接联系供应商，请其提供相关信息。互联网虽然便利，但是不可否认的是，这是一把双刃剑，存在一定风险。受限于网络的虚拟性，通过网络获取的信息的真实性与可靠性有待考量。鉴于此，调查人员还需要其他补充手段进行调查以保障信息的可靠性。

3.4.3.2　专业的第三方机构

身为专门的采购组织或者数据信息共享方，第三方机构手中掌握了数量庞大的供应商信息，他们能够根据企业的实际情况为其定制个性化采购方案进而满足其采购需求。

3.4.3.3　人际关系

首先，口腔医院的管理者、采购人员可借助关系网进行搜寻，看是否有合适的供应商。如果有就向其发送信息索取函，还可以请其帮忙推荐其他优质供应商。其次，不少医疗耗材推销人员会主动到口腔医院推销，这同样是发掘、调查供应商的一条有效途径。最后，员工内推同样是一条有效的调查途径。因为涉及自身工作人员，所以口腔医院要遵循公平、公正、公开的原则，防止因内部关系而有所偏向。

3.4.3.4　线下拜访

调查人员可直接拜访供应商以获取相关信息。通过面对面的接触，可以从被调查者口中获取更加直接、详细的信息。

3.5　口腔医院对医疗耗材供应商的评价

经过初步调查与深入调查，口腔医院实现了对供应商的筛选。后续需要关注的是口腔医院对供应商评估标准的建立与优化，这是供应商管理的重要环节。因此，采购部门需要根据实际情况建立科学有效的评价机制，对供应商进行科学评价。

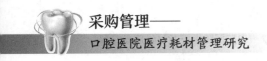

3.5.1 供应商评价内容

目前，供应商管理过程中，往往是议价能力较强者更具备优势。如果口腔医院的议价能力不足，且供应商是相应货物的独家提供者时，口腔医院的采购支出必然会增多。口腔医院进行医疗耗材采购管理时，应当从多角度出发对供应商提供的产品进行全方位资质查验，获取全面的供应商统计数据，确保供应商选取的科学性与高效性。一般从总体评价、能力评价、积极性评价及绩效评价四个方面对供应商进行评价。

3.5.1.1 总体评价

供货商需要出示"三证"（医疗器械生产企业许可证、医疗器械经营许可证、准字号的医疗器械注册证）、产品销售授权书等有关资料，这些资料必须全部在有效期内，且真实可靠。另外，部分证件必须检查并验证原件真伪，以保障供应过程是符合法律规定且真实有效的。对供应商供应的产品，要仔细核对相关注册证明，尤其是其中标明的配件等内容必须认真核对，不允许存在现实与证件不符的情况。总体评价严格按照"一票否决制"的原则，若供应商不能出示资质证明及其他有关材料，就立刻将其淘汰，不允许进入供应商档案。口腔医院医疗耗材供应商总体评价表见表6所列。

表6　口腔医院医疗耗材供应商总体评价表

企业名称：				企业地址：	
联系人：				联系电话：	
产品信息	耗材产品：			代理类型：	
	生产企业：				
资质信息	产品资质	□合格	□不合格	资质判定以供应商提供的原材料为准	
	生产商资质	□合格	□不合格		
	经销商资质	□合格	□不合格		
结论	是否纳入供应商档案			□是　□否	

3.5.1.2 能力评价

根据医疗耗材种类的差异，口腔医院对相应供应商进行评价时也会有所侧重。通常情况下，当需要供应商提供的产品是普通低值医疗耗材，而且市场供应情况良好时，口腔医院需要增加购买途径，提高采购质量。这时口腔医院一般会优先考虑当地厂商，二者之间达成合作，成为长期战略伙伴，以利于降低采购成本。当需要供应商提供的产品是高值医疗耗材而且市场供应情况良好时，医院同样有很大的选择性。这时口腔医院需要就产品进行综合考量，评判厂商供应产品的稳定性、价格、供货准时度、售后服务情况等。

当需要供应商提供的产品是普通低值医疗耗材，但是市场供应情况不稳定，尤其在出现一家独大的局面时，口腔医院应当防患于未然。为了规避缺货风险，应当通过优先审批的方式来保障这类耗材能够稳定供应。当需要供应商提供的产品是高值医疗耗材，但是市场供应情况不稳定，在出现一家独大的局面时，口腔医院将会在议价时处于不利地位，进行议价时应当关注供应商提供产品的质量，此外应着重考虑国产品牌，与其建立长期战略合作，尽力提升供应商提供产品的质量。

对口腔医院来说，尽管有的供应商只合作了一次，有的供应商则合作了多次合作，但是对它们品质管理能力的评价应同等重视，并基于此形成供应商能力评价机制。对于产品来说，品质是对其进行评价的根本依据。判断医疗耗材是否具备使用价值的前提在于其质量好坏，因此，应当确保供应商供应的产品质量稳定，并且医疗耗材的品质应当是影响供应商认证的首要条件。鉴于此，口腔医院有必要针对供应商保障产品品质的能力展开认证，并定时或不定时开展评估，进而保障供应商提供的医疗耗材的品质良好且稳定。通常口腔医院可以从八个维度出发建立供应商品质管理能力评价机制，具体如图5所示。

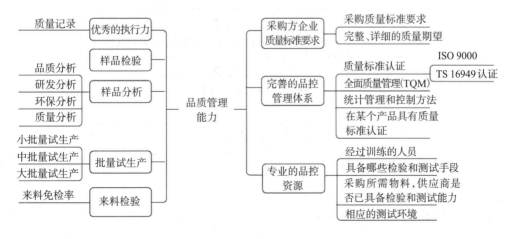

图5　品质管理能力评价维度统计图

3.5.1.3 积极性评价

通常，供应商的积极态度取决于两个方面。一是口腔医院所需医疗耗材的数量在供应商总营业额所占的比重，比重越大，供应商往往越积极；二是口腔医院在供应商发展战略中的地位，地位越重要，供应商往往越积极。供应商规模与口腔医院的医疗耗材消耗量是有差异的，因此供应商的期望值也会与现实存在差异。一般情况下，供应商的积极性会与期望值成正比。因此，恰当提高供应商的期望值，有利于提升其积极性，加快供应商的交货速度。

3.5.1.4 绩效评价

根据供应商的需要建立相关绩效评价机制，有助于口腔医院及时发现问题并及时解决，以防延迟供货等问题的发生。此外，绩效评价的结果应当及时向供应商反馈，以利于其发现自身问题并及时改善，进而提升供应商的服务质量，从而有利于口腔医院和供应商形成合作共赢的伙伴关系。对于供应商绩效来说，将加权平均法应用于其中是非常有必要的，应当根据实际情况科学地确定各指标的权重。

综上所述，口腔医院可利用打分评价法来评价供应商的绩效。打分评价法的具体操作过程如图6所示。

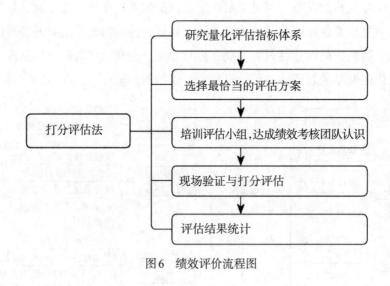

图6 绩效评价流程图

3.5.2 供应商评价的作用

口腔医院对自身医疗耗材供应商进行评价主要有以下作用：第一，对供应商的整体实力进行评估。鉴于此，对供应商进行评价时应当保持客观公正的态度，力求从多方面开展评价，尽可能取得最符合实际情况的、较为全面的信息。第二，制定有关管理政策。口腔医院根据评价结果制定同时满足合作双方需要的管理政策，促进口腔医院与供应商合作的顺利开展。第三，对供应商进行评价对合作双方均有益。对口腔医院来说，这样做有利于其更科学有效地选定供应商并在后续管理时掌握更多的主动权；对于供应商来说，这样做有利于其发现自身不足并尽快修正，从而不断完善自身；对于行业来说，这样做有利于促进行业内部实现良好沟通，促进行业长远、平稳发展。对供应商的评价结果是基于行业发展动态及口腔医院自身运营情况得出的，不但总结归纳了以往的经验，还参考了未来的发展趋势；不但为口腔医院选定合作伙伴提供了根据，而且有助于口腔医院改善自身运营情况，使其获得良好的发展，综合实力进一步提升。

3.6　口腔医院医疗耗材供应商关系管理

目前，口腔医院对供应商供应的医疗耗材的依赖度日益增加，这些医疗耗材给口腔医院创造了大量商业价值。因此，口腔医院应当处理好自身与供应商的关系。良好的供应商关系管理有利于口腔医院与供应商建立良好的合作关系，促进双方的交流与沟通，还有利于口腔医院选择优质的供应商。

3.6.1　供应商关系管理步骤

目前，大部分口腔医院都倾向于与医疗耗材供货商形成战略合作关系，这日渐演变为其取得优质资源、获取高质量医疗耗材的主要途径。那么口腔医院应当怎样有效开展供应商关系管理呢？具体做法如下：

首先，口腔医院从整体目标、采购类型、信息交流与共享等方面与供货商建立合作共识，选择积极参与医院的医用耗材供应的供应商。

其次，把耗材供货商分成不同的种类进行管理，这样有利于确定其对应职责，进而确定在口腔医院采购过程中供货商占据怎样的位置以及发挥怎样的作用，有利于二者构建起长期战略合作关系，进而实现双赢。

最后，二者签署供应商关系框架协议，明确双方共同目标与利益，进一步加深双方合作关系。构建供应商管理机制、供应商绩效管理机制、供应商合同管理机制，形成规范化的采购流程。

3.6.2 供应商日常关系管理

只有口腔医院和医疗耗材供应商相互配合，开展有效的日常管理，双方建立起和谐的关系，供应商才能为口腔医院提供符合心意的产品。供应商日常关系管理的具体内容如图7所示。

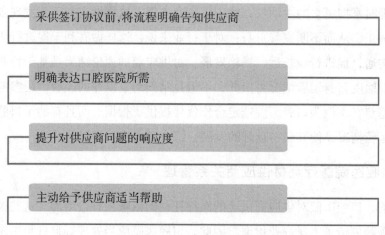

采供签订协议前，将流程明确告知供应商

明确表达口腔医院所需

提升对供应商问题的响应度

主动给予供应商适当帮助

图7　供应商日常关系管理方法

（1）口腔医院采购部门和供应商签署合作协议之前，应当确保供应商已经明确知晓有关流程。面对新的供应商时，二者应当就订单流程、价格等方面进行沟通，待双方达成一致后再签订合作协议，以免引发纠纷。

（2）在和供应商进行沟通之前，采购人员应充分准备。采购人员和对方进行沟通时，不管是通过线上还是线下的方式，都应当清楚明确地向其说明相关内容。比如交货时间、地点，货物规格型号及数量等。

（3）加快面对供应商问题的反应速度。当供应商提出问题时，采购人员应尽快做出反应，并尽量解决供应商的疑问，如果采购人员面对供应商的疑问不能立即回答，那么应当告知对方实际情况并把问题记录下来，找到答案之后尽快告知对方。

（4）口腔医院采购人员应主动给予供应商适度帮助。比如采购人员可以主动和供应商交流行业前沿信息，提升其创新意识与能力。

3.6.3 与优秀供应商建立战略合作关系

当前，口腔医院拥有数量众多的供应商，而这些供应商之间存在着实力差异。因此，有必要对这些供货商展开调查，进而确定合适的供货商与口腔医院建立战略合作关系。第一，对所有的医疗耗材供货商展开全面调查，确定其综合供货能力。第二，利用信息化技术打造数字档案库，定期对各个供货商供应的不同类型的产品进行绩效评价并将结果纳入数据库。第三，构建评价考核机制，选取优质供货商，与其建立战略合作关系，实现互利双赢。

在合作的前期阶段，口腔医院对自身战略合作伙伴供应的医疗耗材必须提出高要求，这就意味着对方提供的医疗耗材的质量、售价、售后服务等必须能够符合口腔医院的高标准，这是二者能够长期合作的前提条件。高标准有利于双方长期保持合作关系，实现共赢。

口腔医院应重视和供货商的信息共享与交流沟通。与供应商长期发展的重要前提是合作双方的彼此信任、携手进步。口腔医院与供应商均应把共赢作为合作目标。这种合作双赢模式已逐渐淘汰了传统的竞争模式。不过这种模式如果想长期保持，及时有效的信息共享和交流沟通是非常有必要的。

按照合作双方的需要，口腔医院与供应商可从以下几个角度（如图8）出发进行分析和讨论，制订战略合作方案。

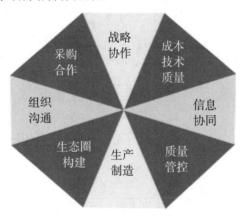

图8 口腔医院与供应商战略合作关系的维度

此外，口腔医院要与优秀供应商建立战略合作关系，需要建立大局观并开展长远合作。口腔医院和战略供应商之间的合作不仅局限于当下，而且着眼于未来的长远合作。所以，口腔医院对战略供应商进行关系管理时，应当在绩效机制规划方面更多考虑其战略适配度，不能简单地把战略供应商与普通供应商放在一起进行比较。

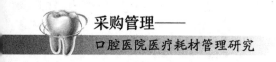

尽管口腔医院十分注重成本控制，但总成本优化应当是战略合作双方协同规划的结果，绝不能单方面要求战略供应商让步。所以，口腔医院和战略供应商展开合作的过程中，要把对方作为自身的组成部分来进行管理，而不是把战略供应商置于对立的位置或者将自身放在甲方位置上，单方面对合作者提出要求；应当将"要你做"变成"我们一起做"或者"我帮你做"，这才是战略供应商合作与管理有效开展的基础。

3.7　本章小结

本章主要对供应商管理进行阐述，具体介绍了供应商管理的发展历程、供应商管理的内容、供应商管理的意义，并从口腔医院角度出发，对医疗耗材供应商调查、选择与评价、关系管理等进行了分析。旨在帮助读者了解口腔医院医疗耗材供应商管理、与优秀供应商建立战略合作关系的方法。

第4章

医疗耗材采购定价和采购谈判

诸多因素会对供应商供应的医疗耗材的价格产生影响，口腔医院应根据自身实际情况与供应商进行协商，确定二者都满意的价格，进而降低采购支出。

4.1 采购价格的确定

4.1.1 供应价格的影响因素

供应价格是供应商供应的商品的售价。供应价格的结构主要包括四部分，分别是成本结构、供应商利润、供求数量及市场结构，如图9所示。

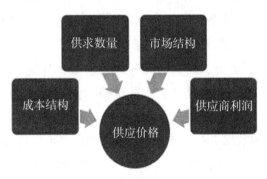

图9 供应价格影响因素

首先，对于供应价格来说，成本结构是重要影响因素。医疗耗材生产支出主要涉及原材料、劳动力、产品质量要求、生产技术水平等方面。其次，对于供应价格来说，市场结构同样是重要影响因素，主要包括经济、政治、科技发展状况等。再次，企业需要的货物数量同样对供应价格产生一定作用。最后，供应商利润是指供应商的所有收入扣除了成本之后的盈余，它主要受两方面因素影响，即市场需求和自身成本。由此可知，若口腔医院想要对供应商展开高效管理，并且确保自身与供应商长期合作过程中供应价格稳定在一个可控的范围内，就必须针对影响供应价格的诸多因素展开深入探讨和研究。

4.1.2 采购定价的方法

当供应商报出相应医疗耗材的售价后，口腔医院的采购中心应当对该价格做出分析，探讨该价格的合理性。并在此基础上确定合理的采购定价。一般主要通过以下几种方法来进行采购价格分析。

4.1.2.1 历史数据法

历史数据法：通过将供应商的当前报价和历史交易数据进行对比，进而确定当前报价合理性的方法。

对于医疗耗材采购，口腔医院一般都有历史交易数据，对供应商报价进行分析时，历史数据法往往是首先被应用的方法。通过将当前报价和历史报价进行比较，有利于口腔医院判断报价是否异常，并针对异常的情况探求其原因，进而评判当前报价是否合理。该方法的关键在于参考历史数据对当前报价进行评判。在比较过程中，口腔医院应注意参考有关影响因素进行整体评价，以防出现误判，具体要注意以下两方面内容。

第一，口腔医院应当形成基本数据库，每次进行医疗耗材采购时，口腔医院应将有关数据整理汇总后收录数据库。数据库主要包括医疗耗材类型、型号规格、购买数量、售价、购买时间等内容。数据库的所有记录都应与相关的发票等材料一一对应，若是某次采购价格有不正常的地方，必须标注说明原因。

第二，分析历史数据走向。口腔医院可按照商品价格的起伏周期，对相关历史数据的走向做出分析并制作趋势变动表，通过折线图或点状图来表示。趋势变动表有利于口腔医院从整体上把握采购价格的起伏特点。制作趋势变动表过程中，因为部分历史数据可能不正常，可将这部分数据剔除，进而保障趋势分析的精准度。

4.1.2.2　目标价格法

目标价格法：结合市场需求明确医疗耗材的目标卖价，并将其与目标利润相减后获取目标成本，从而对比目标成本与供应商报价。在实践中，目标价格法既是常见的采购价格分析方法，医院应基于目标价格、成本控制等诸多领域展开对此方法的探索。

目标价格法有以下几个操作步骤。

第一，应设定科学的目标价格。医院需全方位研究需求价格弹性及市场竞争能力，根据市场需求设定合理的目标售价，同时，目标价格应当与医院的长期发展战略相适应，并切实保障患者的合法权益。

第二，应当设定科学的目标利润。科学的目标利润是目标价格法顺利实施的重要保障，对于口腔医院而言，必须在特定期间内采取积极的策略以实现最优化控制目标。目标利润设定的合理度会对目标价格法的实施效果产生决定性影响，若数据设定过高，会使得采购成本难以把控；与之相反，若数据设定过低，将妨碍医院的可持续发展，更有甚者会使口腔医院产生不必要支出。口腔医院必须在全方位考虑自身运营需求的基础上，根据上期利润完成情况与行业平均收益水平，设定科学的目标利润。

第三，以目标价格与目标利润为基础，严格把控采购价格。结合耗材采购的费用构成，可通过运算取得各种产品的采购单价，并且参照供应商的报价，能够通过公式运算取得采购单价，以此为标准筛除报价不当的供应商，对报价合理的供应商资质进行考察，最终选定想合作的供应商。

4.1.2.3　货比三家法

货比三家法：针对标准统一、市场竞争大的耗材产品，口腔医院可以采用货比三家的方式，选取最优供应商。货比三家是当前企业采购货物最常用的方式，而招标采购是货比三家法应用实践的典型，是采购业务员必须掌握的业务知识。通过货比三家法，口腔医院能够买到性价比高的产品。但货比三家法并不适用于所有领域，而是适用于标准统一、市场竞争大、生产规范的产品市场。总体而言，口腔医院在进行耗材采购时，适宜采用货比三家法。表7是供应商报价对照表。

表7　供应商报价对照表

序号	耗材	参数	数量	单位	供应商1			供应商2			供应商3		
					型号	单价	合价	型号	单价	合价	型号	单价	合价
1													
2													
3													

4.1.2.4　市场价格法

市场价格法：针对技术附加值低的产品，原材料成本是最重要的费用成本，因此可以根据产品的原材料价格来判断此产品报价的合理性，比如口腔医院日常必需的橡皮障、吸唾管、一次性使用无菌注射器等均是一次性产品，价格低廉且消耗量大，特别是一次性使用无菌注射器、水枪头等多采用成品采购的方式，因产品本身定价就非常低，故而其议价空间较小，此时口腔医院结合其原材料成本便能够通过运算得出适合的采购价格。

4.1.2.5　网络数据法

网络数据法：针对替代性强亦或是尚未完全标准化的医疗耗材，可以参照B2B（商对商）与B2C（商对客）等电子商务平台进行报价，以此评估产品供应商报价的合理性。

信息技术的迅猛发展促使产品价格愈发透明，口腔医院可借助于多种渠道获取耗材信息。医院能够采用网络数据法对采购价格进行衡量，并利用采购网站内的成本数据、国际期货等，深层次研究采购价格。比如医疗耗材商城之一的佳沃思商城的网站（如图10），各式各样的口腔医疗耗材一应俱全，商城内的产品报价清晰明了，样式种类齐全，医院在进行物资采购时可以将其当作价格参考，甚至可以此作为定价依据。但要注意，海量的信息数据可能导致医院深陷"数据超载"的泥淖，针对此，口腔医院必须筛选客观公正的网络信息，并结合自身实际制定科学的采购定价策略。

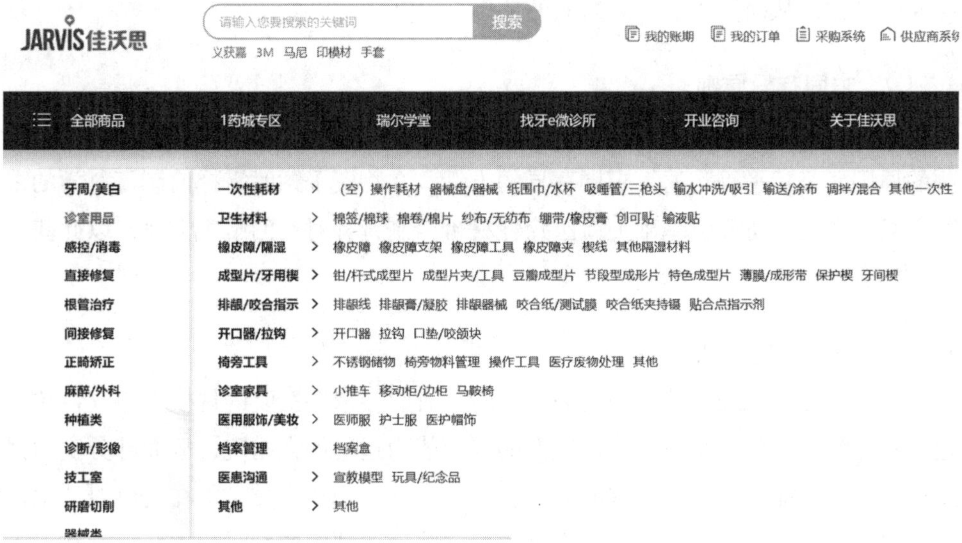

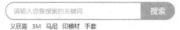

JARVIS佳沃思
请输入您要搜索的关键词
搜索
义获嘉 3M 马尼 印模材 手套
我的账期 我的订单 采购系统 供应商系统
全部商品 1药城专区 瑞尔学堂 找牙e微诊所 开业咨询 关于佳沃思
牙周/美白
诊室用品
感控/消毒
直接修复
根管治疗
间接修复
正畸矫正
麻醉/外科
种植类
诊断/影像
技工室
研磨切削
一次性耗材 > (空) 操作耗材 器械盘/器械 纸围巾/水杯 吸唾管/三枪头 输水冲洗/吸引 输送/涂布 调拌/混合 其他一次性
卫生材料 > 棉签/棉球 棉卷/棉片 纱布/无纺布 绷带/橡皮膏 创可贴 输液贴
橡皮障/隔湿 > 橡皮障 橡皮障支架 橡皮障工具 橡皮障夹 楔线 其他隔湿材料
成型片/牙用楔 > 钳/杆式成型片 成型片夹/工具 豆瓣成型片 节段型成形片 特色成型片 薄膜/成形带 保护楔 牙间楔
排龈/咬合指示 > 排龈线 排龈膏/凝胶 排龈器械 咬合纸/测试膜 咬合纸夹持镊 贴合点指示剂
开口器/拉钩 > 开口器 拉钩 口垫/咬颌块
椅旁工具 > 不锈钢储物 椅旁物料管理 操作工具 医疗废物处理 其他
诊室家具 > 小推车 移动柜/边柜 马鞍椅
医用服饰/美妆 > 医师服 护士服 医护帽饰
档案管理 > 档案盒
医患沟通 > 宣教模型 玩具/纪念品
其他 > 其他

图10　佳活思商城网站截图

4.2　采购谈判

谈判亦可被理解为沟通、交涉，是采购岗位最具特色的一项工作。采购谈判并非是传统意义上的“讨价还价”，而是买卖双方在做出规划、检讨与全面思索后达成的协议或折中方案，此类协议或方案当中涵盖全部交易条件，并非单纯的价格。

4.2.1　采购谈判的基本原则

口腔医院在进行物资采购时，为进一步降低成本，双方需严格遵循谈判基本原则，在友好交流、协商的前提下建立长期的伙伴关系，并就双方的战略规划进行沟通，以此令供应商正确认识医院在谈判中所处的地位，从而保障谈判策略的落地生根。

4.2.1.1　真诚、公正、平等的原则

口腔医院及供应商必须意识到双方并非是处于矛盾的对立面，而是一种相互依赖、相互促进的合作伙伴关系。采购价格谈判追求的是买卖双方在合作的基础上各取所需，以此实现互利共赢。故口腔医院在进行谈判时必须坚持实事求是，以真诚、公正、平等的原则为支撑，既考量医院自身的利益需求，也注重保障供

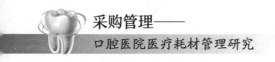

应商的利益，从而搭建起平等协商的关系。

4.2.1.2　求同存异原则

不管是实力强的供应商，还是实力弱小的供应商，口腔医院均应采用统一谈判的原则，坚持平等沟通、求同存异的方针。在物资采购时需提前制订科学的采购方案，在友好协商的基础上就医疗耗材价格制订针对性的解决方案，以此获得双方的认可。

4.2.1.3　不卑不亢原则

供应商在与口腔医院开展交易活动时，有时会依照医院的规模大小、订单总量有针对性地谈判，小医院与供应商的议价能力远不如大医院，故而部分实力强劲的供应商可能会拒绝小医院的采购要求。对此，采购人员必须在交流对话中保持不卑不亢的态度，逐步在对话交流中建立威信，掌握谈判时的主导权，在追求互利共赢的前提下，发现维系买卖双方共同利益的契合点。

4.2.2　采购谈判准备阶段的五项基本流程和内容

4.2.2.1　打造专业化的谈判队伍

谈判队伍并非只包括参与谈判的人员，还涉及在准备环节为医院谈判提供数据支撑与信息保障的部门。专业化的谈判团队是采购谈判顺利推进并取得成功的关键。采购部门应当结合市场内同类耗材的平均价格、原材料成本等，确定科学的价格目标，并将其提供给采购人员进行参考。

4.2.2.2　合理规划谈判目标

在进行采购谈判时，价格问题往往是双方利益矛盾的争执点，口腔医院应当结合现实需求与供应商的采购业务确定短期与长期目标。口腔医院应当提前设定价格目标与最大让步限度，当超过该限度时，谈判工作将无法推进。与此同时，必须高度重视前期的市场调研工作，在一切从实际出发的条件下，设定合理的让步限度，为谈判的成功打下坚实基础。

4.2.2.3　深入探索供应商所处的谈判地位及其综合实力

为确保谈判达成理想效果，口腔医院应提前研究供应商的综合实力，对供应商的基本情况进行调研，唯有知己知彼，才可制订针对性的谈判方案。

4.2.2.4　明确与采购有关的谈判方案

在采购谈判时，口腔医院和供应商不仅会就耗材的价格进行协商，而且会约定产品的交付时间、付款日期、整体质量等，因此谈判之前应当厘清谈判涉及的问题，并且结合物资对于医院的重要程度对其进行排序，从而未雨绸缪、提前部署，为谈判目标的达成做足准备。

5.2.2.5　确定科学的谈判议程

为确保谈判更为专业化，口腔医院应与供应商就谈判确定科学的议程。议程不仅要约定买卖双方参与谈判的人员、职务等，而且还应根据双方的统一安排，明确谈判的时间、地点、内容与需达成的谈判结果等，从而确保谈判能够有条不紊地开展。

4.2.3　采购谈判阶段的基本策略

4.2.3.1　友好开局

对于采购谈判而言，当谈判正式开始时买卖双方才获得直接沟通交流的机会。谈判开局阶段，口腔医院能够采取以下几种谈判策略。

第一，当采购双方的实力较为接近时，最宜采用协商式开局的方法。比如，口腔医院与供应商的规模相当、实力接近且首次进行采购合作，二者的谈判人员应彬彬有礼，平等对待另外一方，做到不卑不亢。

第二，当口腔医院与实力强于自己且曾进行过数次合作的供应商谈判时，双方知根知底、关系密切，最宜采用坦诚式开局的方案。具体方法是医院大方真诚地畅谈二者之间的合作关系，并明确表示自己对此次采购的想法与希望对方做出的让步，诚实地表明自身的劣势。

第三，当采购双方曾有过合作，但是合作过程存有诸多不满时，应采用慎重式开局的策略。此时，口腔医院应当就以往合作中的不周到之处深表遗憾，同时希望通过新的合作予以弥补，切忌盲目拉近关系，应提前让对方了解自己的立场与原则，并采用礼貌性提问的方式了解对方的观点。

第四，当对方表现得高高在上，以盛气凌人的姿态对待己方时，最宜采用进攻式开局的策略。在此情况下，口腔医院的谈判人员应思路清晰、有理有据，应全神贯注、谦虚谨慎地回答对方的问题，关键是认真听记、仔细分析，适时调整方案。

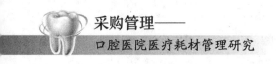
为了确保口腔医院占据谈判的主动权，最宜将地点选在医院内部，以此帮助采购谈判人员树立心理上的优势。除此之外，还应当加强团队配合，其他部门应当予以支援和后勤保障，从而提高谈判效率，减少不必要的支出，为采购谈判提供坚实的保障。

4.2.3.2 询问室磋商

开局阶段结束后，谈判将会步入最重要的议价阶段，此时，供应商与口腔医院为了实现自身利益的最大化，会就耗材价格进行磋商，故而该阶段是采购双方利益的重合点。

口腔医院是耗材的采购方，应当基于供应商报价做出还价，在这个过程中需掌握一定的还价技巧，比如弹性式还价、敲山震虎式还价、差额均摊式还价等，采购谈判的结果事关双方的直接利益，影响着供应商与医院自我目标达成的情况，故而应当选用科学的策略对谈判行为进行规划，唯有如此，才可确保口腔医院无论在何种情况下都能占得谈判的先机。在采购谈判时，口腔医院所采用的策略见表8所列。

表8　口腔医院采购谈判策略统计表

不同优势地位	可选择谈判策略
优势条件地位	不开先河、苦尽甘来、价格陷阱、出其不意、期限策略等
劣势条件地位	求全责备、疲惫策略、以屈求伸、权力受限等策略
均势条件地位	投石问路、先造势后还价、大智若愚、走马换将、休会策略、私下接触、润滑策略等策略

4.2.3.3 技巧性妥协和让步

在进行谈判时，双方唯有树立合作共赢、利益互补的理念，才可互相之间做出妥协与让步，从而取得谈判的成功。

在谈判之前，口腔医院应当结合自身的情况，明确让步的底线，必须确保自身利益不受损害，争取以最小的让步取得令对方满意的效果。与此同时，必须确保让步是不可预测的，即对方无法知晓己方在何种问题上做出让步与让步的具体幅度，并且做出的每一个让步均应令对方意识到该决定的不易，从而使其珍惜每一个让步。例如，通常情况下，高值耗材的收益率非常高，而供应商也希望尽可能抬高价格，以此获得更大的经济效益。故而在进行谈判时，供应商做出较大让步依旧具备较大的获利空间。医院在谈判时需坚守自己的立场，不可因对方的高压而妥协，即使做出让步也应小于供应商的让步幅度，从而保障自身利益。

4.2.4　成交阶段采购谈判策略

所谓成交阶段，其实就是采购双方经历多个阶段的协商与妥协后，就达成的协议做出确认并签署合同。此阶段不可拖泥带水，切忌在部分问题上过于纠结。成交阶段的谈判要令双方意识到，正是在双方的共同努力下才达成了统一的约定，并获得了互利共赢的成果，从而高度认可此次谈判结果。

采购双方只有就谈判达成统一意见后才可步入成交阶段，此时应当签订书面合同，从而为后续的采购工作夯实根基。签署书面协议是合作有序推进的保障，协议中应当约定双方践行的义务与可享受到权益，确保合同具备较强的可操作性，并以书面形式确认最终报价。在此过程中，口腔医院必须认真检查报价事项，确保其与谈判时双方达成的共识一致，确保报价的可操作性。

4.3　采购价格的谈判方法

4.3.1　询价方法

采购人员应结合有关的谈判方法，使供应商对口腔医院采购人员建立良好印象，获得更多的谈判优势。

总体来讲，对于普通的医疗器材选购，由于其价值波动并不强，口腔医院可以借助过去供应商提供的报价及选购记录，了解对应的信息。但是，对于那些非常规化及高价值的设备，口腔医院应与供应商谨慎地进行沟通，从而得到更合理的询价内容。

具有经验的采购人员往往不是急于了解供应商给的价格，不表现自己非常渴望了解相关器材的价格，而是结合供应商提供的设备相关优点、指标、技术过程与规格等信息进行深入的把握，分析之后再与供应商进行询价的沟通。注意，询价的目的并不只是价格，而是深入地了解供应商提供的设备信息。

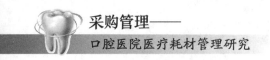

4.3.2 砍价方法

4.3.2.1 在砍价过程中要坚持

采购人员应以口腔医院能接受的价格底线作为砍价目标，持续不断地进行谈判。如果这次谈判并没有达到想要的砍价效果，则应该进行第二次或第三次谈判。不断的坚持可能得到较好的砍价结果。

4.3.2.2 价格谈判时运用后果分析的方法

口腔医院与供应商有一定的合作之后，可能会了解到某个供应商当下想要卖出的医疗耗材，这时，采购人员可以主动与供应商进行谈判。利用供应商急于售出产品的需要，结合情况将商品的价格降低10%或者是20%。若供应商不接受这样的价格，采购人员便可以利用后果分析的方式与供应商进行沟通，表明医院当前给的价格虽然不能够让供应商获得太多利润，但至少不会亏本。这样做可以使供应商对产品卖不出去和以相对来说还可以的价格售卖给医院两个结果进行对比分析，最终接纳医院提出的价格进行产品的出售。

4.3.2.3 借助其他供应商的相对低价进行谈判

在与供应商谈判中，医院可以对其表明目前已和许多供应商进行沟通，对当下医疗设备的价格与相关市场情况非常了解，其他供应商给出的价格均不高于该供应商。这样便可能使该供应商因为其他供应商的竞争压力而做出妥协，从而促使砍价成功。当然，供应商大多数时候并不会因为其他供应商价格相对便宜而主动妥协。因此，口腔医院还应再结合其他的砍价因素，比如提出医院更看重对方的产品质量及结算优势等，进而促使砍价成功。

4.3.3 妥协方法

在谈判中，其中一方能够完全占有优势的情况是极少的，只有谈判各方的协调让步，才能更好地形成相同的意见，促进谈判的成功。但谈判中的妥协也并非完全的忍让或者坚持己见，有经验的采购人员往往是在沟通与妥协中逐渐达到自身设置的谈判预期。采购谈判中妥协的技巧有以下几种。

4.3.3.1 直接表明妥协的细节

医院身为选购方，若是想利用自身的妥协行为促使对方的让步，就应直接表明妥协的具体内容。比如妥协的对象、具体的标准、条件、理由等，从而减少由于妥协产生的新的冲突。若是希望对方能够随之让步，则应在妥协过程中融入供应商的利益相关信息。

4.3.3.2　妥协与弥补相统一

医院如果在某方面妥协，那么就应促使对方在其他方面给予相应的弥补。若是在一方面失去了利益，则应想办法在其他方面得到回报，这样才具有谈判的价值，才能保障互利共赢。

4.3.3.3　选择合适的时机

只有找好合适的机会，才能够使用妥协的技巧促进谈判的发展。要在合适的场地及恰当的环境、时间因素下提出妥协的要求，使对方做出符合预期的行动。采购谈判人员要结合实际的情况，把握恰当的时机，提出谈判的要求，践行妥协的原则与理念，有针对性地提出妥协的要求。

4.3.3.4　守住自身的原则与要求

采购谈判的各方都对谈判有底线与原则，不会轻易地为了对方降低底线，违背原则。因此，采购谈判人员要十分清楚什么时候、什么环节是可以妥协的，哪些地方是无法妥协的。

4.3.4　讨价还价方法

4.3.4.1　欲擒故纵

在口腔医院进行采购的谈判中，运用欲擒故纵的方式是以试探的形式，结合供应商的行为，促进供应商按照自己的想法进行谈判。在谈判过程中。口腔医院可以适时、适当的允诺对方，从而达成最终的谈判。欲擒故纵的方法利用了对方的劣势。事实上，不论供应商是否非常急切地想要出售商品，采购者都应具备相应的价格手段，从而促进供应者答应降低价格的要求。

4.3.4.2　敲山震虎

敲山震虎这个技巧往往是指口腔医院借助暗示的方法向供应商表明其存在的风险，促使其降价。也就是提示供应商自身的劣势以使其处于谈判中的被动地位，口腔医院则借势表明自身的价格要求，促进对方让步。注意，此方法的使用

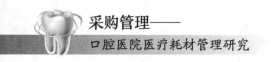

应注意分寸，不能过于强硬，应向供应商表达自身的诚意。

4.4 医疗产品采购费用控制

口腔医院采取选购管理体系的目的是科学合理地控制设备的选购费用，提高采购的经济价值，提高口腔医院业绩。

4.4.1 采购费用的构成

采购中承担的所有费用都是采购的成本，包含了购买耗材的费用、由于采购而引起的储存费用、未及时采购导致的缺货成本费用等。

4.4.1.1 订购费用

医院为了完成一次采购而承担的各种支出，包括电话费、差旅费、办公费、快递费等便是订购费用。也就是说，订购费用包含了订单费用、进库费用、进货验收费用、请购手续费用及其他费用。详细内容见表9。

表9 订购成本具体项目

项目	具体说明
请购手续费用	人员成本、审查成本、事务用品成本
订单费用	从询价到成交过程中的所有成本，涵盖采购进价
验收费用	完成验收所需的人员成本、交通成本、设备成本等
进库费用	搬运进库所需成本
其他费用	会计入账、支付款项等需要承担的银行成本等

4.4.1.2 维持成本

维持成本是指口腔医院控制医疗耗材的成本费用，包含变动费用及固定费用。固定费用和采购的规模没有关系，如仓库工作者的工资及仓库折旧等；变动费用则和采购规模相关，比如医疗耗材破损和变质的费用、产品保险的费用及产品资金的利息等。

4.4.1.3 缺料成本

因为物料的缺失而导致的损失称为缺料成本。缺料成本包含延迟发货费用、商业信誉费用、失去销售经验损失、停工费用等。对于口腔医院来讲，若是医疗产品缺乏，则会给医院信用造成损失并增加患者的流失率。

4.4.2　医疗产品采购成本控制方法

4.4.2.1　ABC 分类法控制成本

总体上说，口腔医院涉及的医疗耗材价格不同且种类较多。鉴于口腔医院有限的资源环境，要对所有的医疗耗材都赋予相同的管理方式并不现实。因此，为了更好地调配人力、物力、资金及时间等资源以进行耗材管理，要对不同的耗材进行分类，将重点关注在高价值的医疗耗材上。这便是ABC分类的原则

（1）医疗产品ABC分类理念。

针对口腔医院库存的所有医疗耗材，以年为单位，按经济价值由大到小进行排序，分为ABC三类，即医疗产品ABC分类理念。A类耗材往往价值较高，也是最受到重视的，B类耗材相对来说受重视程度较差，C类耗材主要是采取常规的管理工作。运用ABC的分类标准主要目的是降低对低价值耗材管理的工作时间，更好地对高价值耗材进行集中管理。口腔医院医疗产品按ABC分类法分类后各类耗材受重视度的占比如图11所示。

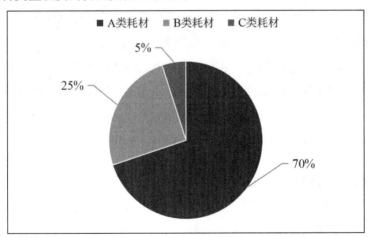

图11　口腔医院医疗产品ABC分类法中各类耗材受重视度占比

（2）A类医疗耗材的采购。

通常，A类医疗耗材有固定的采购途径，会在采购前确定采购的具体时间及频率，采购全程做到精细化管理。

在A类医疗耗材的实际采购的过程中，口腔医院通常会选择比价、招标的采

购方法，这两种采购方法可以最大限度地节约采购开支，确保采购品质。在正式采购之前，相关人员必须做足准备，开展相应的市场调研。若需采购大量的A类医疗耗材，必须签署购销合同协议，耗材进场时也需要清点清楚并进行严格验收，尤其是要重点检查耗材的品质、手续、种类、总数、规格等，以上均合格后才可收入仓库。采购人员还要对医疗耗材货款结算计划进行相应的核对和调整，真正实现在第一时间发现并纠正偏差。

（3）B类医疗耗材的采购。

第一，针对那些少量且经常使用的医疗耗材与专用物资，在订购时可以选择专门定做或进行改良制作（带料、不带料加工）。第二，采购时可以选择竞争式谈判的手段。采购者可以同时和多于三家的供应商商谈采购的事情，从而选择出一家最质优价廉的供应商。第三，针对订货，可以选择定期、定量两种方式。尽管B类医疗耗材不需要与A类医疗耗材一样开展精细化管理，但在实际的采购计划制订、运输、存放等方面仍然需要和A类医疗耗材的要求保持一致。

（4）C类医疗耗材的采购。

C医疗耗材的使用总量并不多，且技术含量较低，在市场中能轻易采购到。C类医疗耗材在实际采购时，无需花费大量的资金，是一类辅助型的医疗耗材，极易出现积压情况。想要真正节约采购开支，便可选择在市场中进行定量订货。一定要根据实际需要进行采购，切忌因不合理采购造成剩余。口腔医院的采购人员必须在采购前期开展针对性的市场调研，尤其是要明确所需医疗耗材的品质、售价等数据，真正实现最佳采购。购买后保管员必须做好耗材的管理和发放工作，遵守领用流程与规章，达到账、卡、物相一致。

4.4.2.2　根据需求采购，控制成本

根据需求采购，即规划的预定量与所有时段的实际需求量保持一致。这可以在很大程度上避免采购量与需求量不符，也可以有效避免采购成本上涨。现阶段，很多生产公司都倾向于选取此种订货手段，口腔医院出于节约采购支出的目的，也会选择此种采购手段来节约开支，计算方法为

$$净需求量 = 生产订单需求量 - （现有库存量 + 在途采购量）$$

应有效借助按需订货的手段节约采购支出。第一，目前已有的医疗耗材存量信息需精准。采购量便是订单需求量和库存量作减法。总需求信息源自于订单直

接信息，而库存信息源自于医院本身。库存量的精准度始终是现阶段部分口腔医院无法做到的，可借助高水平的仓管科技确保库存量信息的准确。第二，一定要明确采购阶段时间，即采购周期。

4.4.2.3 定量采购控制成本

定量采购控制法是在库存量降低至预计的最少库存量的时候，根据规定总量加以采购的一类节约采购成本的方法。若库存量降低至订货点的时候，需要根据原来明确的订货量发出货物订单。

定量采购要求订货前做好细致的清点工作，在第一时间把握耗材库存的实际情况。如此一来，才能够依照客观实际加以采购，从而达到节约采购支出的目的。这种采购方法非常适用于口腔医院对高值耗材的采购。耗材定量采购数量的确定受两大因素影响，即需求率、订货到货间隔时间。

4.4.2.4 定期采购控制成本

定期采购，即根据明确的订货间隔时间开展采购工作。在定期采购的时候，库存仅需在预先规划的时间（按周或按月）加以清点。

借助定期采购的方式，可合理监控订货周期，能够确保口腔医院货品充足，同时又能够节约成本。同时，因为订货间隔时间已经明确，所以很多货物能够在同一时间加以采购。如此既可以节约订单处理方面及运输方面的开支，还能够省去不必要的清点流程，进一步节约成本。但是，定期采购的情况下，若口腔医院不频繁进行库存的清点，那么就不能在第一时间掌握库存的实际情况，一旦面临突发的需求，极易发生由于缺少货品而产生巨大损失的问题。所以，出于满足订货间隔时间的货品变动需求，口腔医院通常会适当提高库存水平。此类采购方法通常被用在所占资金不多、耗材需求量比较大的低值耗材上。

4.5 本章小结

本章主要对口腔医院医疗耗材采购定价和采购谈判进行阐述。成本控制作为口腔医院采购管理工作中不可或缺的环节，对采购定价、采购谈判均至关重要。采取科学的采购定价与采购谈判模式，可有效节约成本。目前，大多数口腔医院在医疗耗材采购管理时会使用成本控制方法，如ABC分类采购、定量采购、定期采购等。口腔医院可以根据差异化的医疗耗材类型进行区别采购，从而实现节约成本的目的。

第 5 章

医疗耗材采购合同管理

　　口腔医院与耗材供应商应当就医疗耗材采购业务签订专门的经济合同，以此界定二者的权力与义务。因为合同的重要性，合同管理成为采购管理过程中不可或缺的一环。利用科学有效的手段管理采购合同，能够使口腔医院和供应商之间实现有法可依、有据可循。采购合同的签订应征求双方的共同意见，并严格基于现实情况，切实保障合同的可实践性、依法合规性，尽可能保障采购双方主体的共同利益，实现医院与患者利益的最大化。

5.1　医疗耗材采购合同类型和内容

　　口腔医院耗材采购合同主要包括分期付款采购合同、试用采购合同及凭样品采购合同三种类型。各类合同的特征与优势互不相同，因此，在应用时应高度关注采购业务需选择的合同种类。该章对三类采购合同进行详细的阐述，以此提高相关工作人员的规范性，不断提升其业务实践能力。

5.1.1　采购合同的类型

5.1.1.1　分期付款类合同

　　分期付款采购合同所约定的分期其实就是划分成多个期限付款，如采购双方通过合同约定，采购物资款分 12 期全部付清，医院在每期的最后一天将资金支付给供应商，并自合同签署的月份开始支付。由此可见，分期付款采购合同设定了固定的期限，这个期限是指某一时间段。

　　口腔医院在购买医疗耗材时所签订的分期付款合同具备以下特征：其一，耗材产品先取得性。其二，价款分期支付性等。医院支付款项时根据特定时间分段予以支付，此为分期付款最显著的特点。若口腔医院与供应商约定采购按此类合同进行，则不仅能够缓解自身的经济压力，而且当产品出现瑕疵时，供应商能够第一时间干预并解决。然而，在具体的合同实践环节，分期付款类合同极易出现由于信用危机使合同难以执行的情况，此时极易导致采购双方出现纠纷，会对这合同双方造成巨大的消极影响。如合同履行阶段供应商由于资金短缺而导致供货不及时，导致妨碍医院的日常运转。故此，为切实保障口腔医院和供应商的合法权益，应当对明确规定双方各自需承担的义务，并约定违约责任，设定相应的处罚条款。

5.1.1.2 试用采购合同

　　试用采购合同的概念为供应商向医院交付试用耗材，口腔医院在特定期间内向供应商做出确认购买的意思表示。实践中，试用采购合同是一种附加性合同条约，口腔医院试用过产品并愿意购买后此合同才正式生效，这与销售货物时所采用的免费试用策略类似。试用采购合同中，双方在签署合同的同时，供应商还应将货物交付给口腔医院，本质而言，后者已实际取得医疗耗材，然而在口腔医院尚未表示购买或接受货物之前，耗材的所有权并未转移。

　　签订此类型采购合同，需要口腔医院及供应商注意以下几个问题，以便于合同的顺利执行。第一，双方以自愿原则商定试用期限。医疗耗材的试用期限是试用采购合同中的重要条款，而试用采购合同本身要符合合同的自愿原则，所以，在签订试用采购合同前，双方相关负责人要在合同中标明试用期限。如果没有约定，可以通过补充协议来确认。第二，根据合同条款确定试用期限。如果合同中未明确规定试用期限，也没有补充协议，则根据合同相关条款或者是交易习惯来确定试用期限。口腔医院一般都有合作年限较久的供应商，彼此有一定信任基础，若合同没有规定试用期限，通常都是按照以往惯例执行，准确来说，这样的办法隐藏着一定的风险，所以试用采购合同还是要规定好试用期限。第三，由耗材供应商确定试用期限。第三，由耗材供应商确定试用期限。如果试用期限太短，口腔医院就不能充分地检验医疗耗材，不利于保护口腔医院的利益。

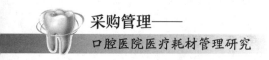

5.1.1.3 凭样品采购合同

凭样品采购合同的概念是按照约定货物样品的标准设定医疗耗材质量，以此进行的交易约定，供应商所交付的医疗耗材必须同其展现的样品质量相同。此处的样品为医院在签订采购协议时选定质量的医疗耗材产品。比如采购双方约定供应商向某口腔医院销售一种耗材，并明确表示已交付的产品同封存样品的质量一致，而这便是凭样品采购。

以合同的形式对样品进行约定后，采购双方均不得对其随意修改，样品和买卖医疗耗材必须是相同类别的物品。相较于其他类型的合同，凭样品采购合同有其特殊性，即约定医疗耗材与样品的质量必须完全相同。此时，供应商应当给出"严格按照样品的质量标准交付医疗耗材"的保证，这充分表明供应商应当担负起保证产品质量的责任。也因此，样品约定具备极为重要的法律效力。供应商需严格保管样品，确保样品完好无损，从而避免当事人对样品产生错误的认知。

与此同时，若签订凭样品采购合同的供应商所交付的产品与样品质量存在偏差，其应履行瑕疵担保的责任。当口腔医院因耗材的质量与样品有差异而拒绝收取货物时，供应商应提供医疗耗材的质量与样品质量一致的证据，否则将被认定为迟延践行责任；当口腔医院领回医疗耗材并发现产品存在瑕疵时，应提出请求赔偿的申请，此时口腔医院担负着耗材与样品质量不一致的举证责任。

5.1.2 采购合同的内容

采购合同条款是采购合同的主体内容，医疗耗材采购必须基于目标准确、便于操作、规避合同纠纷的原则。医疗耗材采购合同一般包括以下七个条款。

5.1.2.1 医疗耗材的种类、规格以及数量

耗材设备的种类必须明确，不可采用综合品名；应结合业务需求明确耗材的样式、规模及牌号；采用国家统一的计量单位，在必要的情况下，能够将医疗耗材的种类、规格与数量明细表附于其后。

5.1.2.2 医疗耗材的品质及外部包装

买卖双方应通过书面合同对医疗器材的质量标准进行规定，并且严格按照国

家或相关部门出台的设备治疗标准来设定；若缺少官方标准，双方则采用凭样订货的方式；针对副品与残次品，应当提前约定其比重，并严格规定其标准；针对医疗耗材的外包装选材，可从规模、重量、样式等方面进行处理，并对其做出具体的规定。

5.1.2.3 价格与结算方式

采购双方应通过医疗耗材合同对产品的价格进行约定，明确作价的方法、瑕疵品扣价标准、结算流程等各项内容，确保合同严谨得当。

5.1.2.4 交货时间、地点与运输方式

采购双方在全方位把握购买需求及供应商供货能力、设备特征及周边运输条件的前提下，根据相关规定，约定交货时间。除此之外，医院应向供应商明确货物运输所选用的方式。

5.1.2.5 验收办法

采购双方应当通过合同从质量与数量两方面对获取的验收方法、时间与地点进行约定。

5.1.2.6 违约责任

采购双方在签订完合同后若拒绝履行义务而导致另外一方的权益受到侵害，此时违约方应承担违约责任，从经济上补偿对方的损失。口腔医院可在合同中约定，若供应商存在以下行为，需对己方予以赔偿：其一，没有根据合同中约定的规模、类型与规格而交付货物；其二，所交付的货物质量不达标；其三，在约定日期内未发送货物。除此之外，口腔医院是采购一方，若存在逾期付款或临时性变更到货位置的情况，则需向供应商支付违约金或赔偿金。

5.1.2.7 合同的变更及解除

采购双方应通过合同明确何种情形可变更或解除合同，何种情形下不得变更或解除合同，若想变更或解除合同的话需办理何种手续。与此同时，双方应结合具体的实践情况对采购合同加以完善，经过协商添加补充事项，从而确保合同在与实际相符的同时具备较强的法律效力。

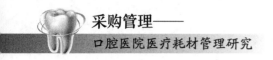

5.2 采购合同签订与履行

5.2.1 采购合同的审核

5.2.1.1 对主体进行审核

口腔医院在日常工作中会使用大量的耗材,故而需签署大批医疗耗材采购合同,此时采购部门的管理者、财务部门的管理者与分管采购业务的院长均应落实审核责任,严格审核采购合同。同时,为确保合同审核精细无误,医院应设计专门的采购合同会签表(见表10),并征求多方主体的意见。

表10 采购合同会签表

合同编号:

合同名称		采购方式	
原报价/预算价		成交价	
合同摘要			
供应商名称		法人代表	
采购科意见		签章 年 月 日	
财务科意见		签章 年 月 日	
审计室意见		签章 年 月 日	
分管院领导意见		签章 年 月 日	

5.2.1.2 审核重点

(1)严格审查合同主体。

在对合同进行审查的时候,必须重点关注相关主体是否具备践行合同的资格。对于供应商,则应审核其是否办理了企业法人营业执照,其经营业务、运营模式等能否满足合同的要求。如果是代签合同,那么还应审核代理人与被代理者之间是否签订授权协议,并且代理行为是否在约定的期间内。若是涉及担保人的合同,则应检查担保人的担保实力能否满足要求。

(2)审查合同条款的齐全性。

在遵循法律法规的基础上,结合合同性质严格审查合同的具体内容,查看合同条款是否存在瑕疵，内容是否精准、具体、切实可行。有效避免因合同条款过于简单、形式化而导致履约困难情况的出现，从源头处防范纠纷。

（3）审查合同的合规性，切实保障合同有效正当。

若合同内少数条约无效，则需对其进行修改；若合同内容全部无效，则需对合同草稿提出修改意见，重新拟定新的合同。

（4）审查合同文字的规范性。

在对合同进行审查的时候，必须对合同句句推敲、字字斟酌。审查合同内的语意是否前后矛盾，文字表达是否清晰合理，确保不存在模棱两可、模糊不清的词语，切实保障合同文字的准确合理。

（5）审查合同签署的流程与手续是否齐全

在对合同进行登记或审批时，应当准确界定双方应承担的职责。针对附有期限亦或是条件的合同，应严格审查其期限与条件。

5.2.2 采购合同的签订

通常情况下，签订采购合同不但要签字还要盖单位的公章，重要的采购合，合作双方应线下完成签署工作。口腔医院在填写合同文本时应注意以下事项。

（1）医疗耗材的种类、名称应当填写全称，数量及不同规格要求必须分别填写。

（2）必要的情况下标注大写。

（3）医疗耗材的售价及不同规格要求必须分别填写。

（4）应当清楚明确地填写货物交付方式、货物配送地点和时间等，另外应当标明是否需要支付运费。

（5）注明货款支付方式，可以约定提前支付一定数量的定金，等卖方交货并且买方验收合格之后付清尾款；在约定期限内以现金或支票等方式支付。

（6）违约条款。对于采购合同来说，违约条款非常重要，是保障合同内容切实履行、弥补守约方的损失、惩戒违约方违约行径的有效手段。

合作双方在签订合同之前，应当对违约条款的详细内容进行磋商，待双方达成一致之后再列入采购合同。违约方应当遵守违约条款的要求对守约方的损失进行赔偿。

5.2.3 采购合同的履行

当口腔医院和供应商签订合同之后，这份合同就会产生法律效力，此时，合

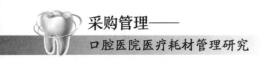

作双方都应当根据采购合同的要求来履行自身职责。如果相关条款履行时存在质量要求模糊的情况，就执行国家级质量标准、行业相关标准；如果没有国家级质量标准和相关行业标准的话，就按照通用质量标准或者满足合同要求的标准来执行；如果没有明确规定售价或者报酬，就按照签订合同时的市场价格来执行，如果法律有明确要求必须按照政府定价或者政府指导价的，就根据法律规定执行；如果合同中没有明确要求履行地点，就将地点定为履责方所在地；如果合同中没有明确说明履行费用由哪一方来承担，就由履责方来承担。

为了确保采购合同能够顺利执行，口腔医院应当建立相关机制对采购合同的履行进行监督和管理，即督导。在此笔者提出几点督导的建议：①为了确保供应商能准时交付货物，在双方签署采购合同后，口腔医院应当进行督导；②应当由院内采购部门来担负相关督导职责；③如果督导发现了问题，那么应当要求供应商尽快解决问题，如果供应商无法解决，那么口腔医院应尽快采取有效手段来补救；④对紧急采购、大宗采购、高值耗材采购等特殊类型的采购活动应当加大管控力度。

口腔医院可采取整体督导的模式，安排专门的督导人员对医疗耗材从开始投入生产，到交付货物，再到验收合格为止的整个过程进行督导。此外，重点督导也是一种有效的方式，口腔医院可以按照合同要求到生产加工工厂抽样检测产品质量，还可以对采购合同中要求的其他事项进行督导。

5.3　采购合同违约和索赔

5.3.1　采购合同违约

在执行采购合同时，如果买卖双方任意一方违约，就会导致采购合同纠纷。合作双方中出现违约行为的一方应当承担违约责任。违约行为主要包括不履行合同义务的行为、过错行为、导致守约方受损的行为等。因此，出现违约行为的一方应当担负起继续履行相应义务，或者采取相关措施弥补守约方损失等违约责任。

对于口腔医院来说，采购合同的违约行为主要有五种：第一种是没有及时付清货款导致的合同违约，第二种是供应商未能按时交付货物导致的合同违约，第三种是货物质量存在问题导致的合同违约，第四种是单方违反保密约定导致的合同违约，第五种是不可抗力导致的合同违约。

5.3.2 采购合同违约的处理措施

5.3.2.1 采购合同违约处理流程

第一，当采购人员察觉供应商出现违约行为时，应当马上跟采购经理报告，此外，还要调查相关原因。第二，当违约的具体情况确定之后，采购部门应当制订有关处理方案并上报给采购总监来审核。第三，相关负责人审批之后，采购人员执行处理措施来解决问题。第四，当双方存在争议以至于无法采取处理措施时，采购部门应当联合法务部门协同处理。第五，采购部门与经济部门合作确定相关法律纠纷的处理措施并上报采购部经理、副院长，待其审核批准后予以执行。

因合同具体条款的解释或合同履行产生争议时，医院和供应商应首先通过友好协商解决，友好协商期限一般为25天。如协商不能解决时，合同的任何一方可将争议提交仲裁委员会，由该委员会依照相关规定进行仲裁。进行仲裁期间，除争议事项外，采购人员应通过洽谈等方式督促双方继续履行各自合同中规定的义务和权利，确保损失的最小化和权益的最大化。根据仲裁的结果判断本公司的合法权益是否得到有效维护，如未得到维护，向人民法院提起诉讼，以维护口腔医院作为采购方的合法权益。

5.3.2.2 不同违约行为的处理措施

（1）口腔医院未按时支付贷款的纠纷处理措施。

第一，在接到供应商的逾期未付款通知后，采购部人员应立即查阅采购合同条款，确认超过付款期限后向财务部汇报，并证实未付货款。第二，若查明原因为商业汇款延误的，应由采购部人员立即与供应商进行沟通，并向其出示汇款凭证。第三，若确认为逾期未付款项的，则应按照合同条款支付违约金。

（2）未按时交货的纠纷处理。

在合同约定的收货时间，口腔医院没有收到供应商的相关货物到达信息，即视为没有按时交货。这种情况的处理可按照以下四种措施进行补救。第一，供应商应从最迟交货日的次日起，每逾1日，按逾期交货价款总值的一定比例计算逾期交货违约金；供应商支付的逾期交货违约金应不超过合同标的的20%。第二，若在规定的交货日期后10日内仍未接收到货物，则视为发货方不能交货，口腔医院有权要求供应商按合同约定支付违约金。第三，支付逾期交货违约金并不免

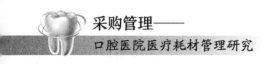

除供货方交货的责任及合同所规定的其他各项义务。第四，供应商应承担由于交货不及时导致口腔医院采购人员滞留在交货地点的一切费用。

（3）质量不合格的纠纷处理措施。

一般情况下，在质量保证期内，采购耗材存在规格、型号等与合同不符或证实耗材有缺陷，均认定为质量不合格。同时，供应商在收到口腔医院要求更换有缺陷耗材的通知后10日内或在签署货损证明后15日内，没有补足或更换设备或交货仍不符合要求，也视为质量不合格。质量不合格的处理措施见表11所列。

表11 医疗耗材质量门不合格的处理措施

处理措施	具体内容
退货	供应商将收到的货款归还口腔医院,并承担由此发生的一切损失和费用
折扣	根据医疗耗材低劣程度、损坏程度及造成医院损失的金额,通过协商,降低供货价格,给予口腔医院一定的折扣
更换	在耗材的质量保证期内更换耗材,向口腔医院提供质量合格的医疗耗材,这期间产生的更换费用由供应商承担

（4）违反保密义务的纠纷处理。

承担保密义务的一方，在双方约定的范围和时间内没有履行采购合同中所列的保密条款，由于故意或过失的原因导致相关秘密事项的泄露，均视为违反保密义务。如果发生违反保密义务的纠纷，可采取以下处理措施：第一，机密泄露给权利方带来直接损失或可衡量的间接损失时，义务承担方应向权利方支付赔偿金，并立即采取措施停止对权利方的继续侵害；第二，义务承担方应及时对泄密人员进行内部纪律处分，并将处分情况及时告知权利方。

（5）不可抗力造成的纠纷处理措施。

采购合同中的不可抗力是指本合同生效后，发生不能预见并且对其发生和后果不能防止或避免的事件，具体包括三类：第一类为自然灾害，包括地震、台风、水灾等；第二类为人为因素，包括火灾、战争等；第三类为其他不可预见且不可避免的事故。

对不可抗力引发的纠纷的处理措施：第一，发生不可抗力的一方应立即通知对方，并在15日内提供不可抗力的详情及有关证明文件；第二，发生不可抗力事件时，合同双方应通过协商的途径制订合理的解决方案，并尽一切努力减轻不可抗力产生的后果；第三，不可抗力事件持续达到15日时，合同双方应尽快协商解决本合同是否继续执行或终止的问题。

5.3.3 合同纠纷的赔偿

5.3.3.1 合同纠纷赔偿对象的确定

在采购合同履行过程中，口腔医院采购的医疗耗材未能按合同要求送达口腔医院时，首先应分清是供方责任还是运输方责任，认清索赔对象。

耗材供应商作为索赔对象时，主要过错表现为：提供医疗耗材的品种、规格、数量、质量和包装等不符合合同的规定，商品发错到货地点，逾期交货。

口腔医院作为索赔对象时，其主要过错表现为：中途退货、未按合同规定日期付款或提货、错填或临时变更到货地点。

承运人作为索赔对象时，其主要过错表现为：联运的耗材发生灭失、短少变质、污染、损坏。

已投保险的情况下，保险方作为索赔对象。此时，被保险方为了避免或减少保险责任范围内的损失而进行的施救、保护、整理、诉讼等所支出的合理费用，依据保险合同规定偿付。

5.3.3.2 合同纠纷索赔办法

合同纠纷索赔的依据主要在于口腔医院和供应商所签订的采购合同，索赔方需要提供耗材损失的证据及合同条款进行具体索赔。在签订采购合同过程中，可以依据表12中的内容，事先通过合同约定合同纠纷索赔办法。

表12 口腔医院采购医疗耗材合同模板

签订日期： 合同编号：

编号	耗材名称	规格	单位	数量	单价	金额
1						
2						
3						
货款总计	万 千 佰 拾 元 角整					
交货地点						

交货日期	
付款方式	
包装	
购买保险	
逾期违约金	除因不可抗力确有证据,经买方查明确定外,卖方应按本合同所规定日期交货,否则应按以下办法缴纳违约金:①如未收取定金,逾期一天应缴纳未交部分价额的_____或_____的违约金②如曾收取定金,则每收定金_____逾期一天应另加未交部分价额的_____或_____的违约金;③因调换货品或因进口原料延迟致逾原约定交货日期者概作逾期论。供应商延误验收天数应计逾期违约金,但买方检验所需日期不计逾期违约金。
解约办法	①如卖方未能履行本契约逾期至_____天,买方可自由选择解除本合同;②卖方应退还买方所付定金,并按银行一般商业贷款利率支付买方利息;③卖方不履行本合同以至解约时,应向买方支付解约损害金,其款额应按未交货品价额的_____计算;④解约前的逾期违约金卖方仍应照数缴纳
保证责任	连带保证人应负责代为履行及赔偿买方所受的一切损失。如届期前后买方允许卖方延期履行合同时,保证人仍应继续负带保证责任
罚则	卖方对买方承办及有关人员不得给予佣金或其同样利益的馈赠,否则卖方应赔偿买方因此项行为所遭受的损失,并接受法律惩罚
其他	

买方签字盖章　　　　　　卖方签字盖章　　　　　　卖方连带保证人签字盖章
采购部经理：　　　　　　供应商名称：　　　　　　负责人：
　　　　　　　　　　　　地址：　　　　　　　　　　地址：
　　　　　　　　　　　　负责人：

供应商因不履行合同义务或者履行合同义务不符合约定,给口腔医院造成损失的,口腔医院有权向人民法院提起诉讼,提出索赔诉求。

5.4　本章小结

本章主要就医疗耗材采购合同管理进行了阐述,分析了医疗耗材采购合同类型和内容、采购合同签订与履行、采购合同违约和索赔等内容。旨在借此帮助读者厘清采购合同的具体内容,找到解决合同违约及索赔的合理措施;为口腔医院签订采购合同提供参考。

第6章

医疗耗材采购的库存管理

库存，是指仓库中实际储存的货物。不同的组织对库存有不同的管理方法和标准。通常情况下，库存并不是越低越好，当然库存也不能过量，如何把控这个适中的量，是考验组织管理者能力的关键环节。口腔医院医疗耗材理想的库存结构是在不断线的情况下以最低的库存来满足患者和口腔医院业务需求。

6.1 警戒库存管理

6.1.1 警戒库存概述

警戒库存是指为应对不确定性因素，例如口腔医院患者猛增、供应商供货能力受影响等，而准备的缓冲库存。警戒库存侧重于反映变化情况、形成规则，以供管理者参考。同时，这一概念所展示的变化情况，并非管理者利用人脑可以发现和即时解决的。因此，警戒库存有其重要价值。即便口腔医院并没有使用警戒库存公式来制订库存计划，也应有事前计划好或准备好的库存标准，以规避日常的生产材料供应风险。

6.1.2 警戒库存计算公式

口腔医院目前警戒库存水平下的年度总成本，统计年度内因缺乏医疗耗材产生的额外费用，能满足患者需求而设置的警戒库存的总成本，将这些数据加以计算，可以得出警戒库存。

只有深入了解警戒库存的意义，才能了解其在现实工作中的重要价值。警戒

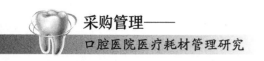
库存是口腔医院为应对意外所持有的额外库存，用来补充在订货提前期内实际需求量超过预测需求量的不足，或实际提前期超过期望提前期的需求量。在口腔医院医疗耗材采购订货过程中，若由于某些原因货物不能如期到达，警戒库存可以保障各种口腔业务的继续进行，规避因医疗耗材不能如期到达而发生的风险。

警戒库存是把双刃剑，一方面，它有助于提高口腔医院患者的满意度，缩短医院口腔治疗业务的响应时间；另一方面，医疗耗材警戒库存会增加供应链中的口腔医院库存维持成本。严格地说，使警戒库存发挥作用的因素有三个。第一，客户需求的不确定性。口腔医院患者需求变动越大，医院需要的警戒库存就越大。第二，供应链的不确定性。医疗耗材供应链的影响因素较多，生产周期、生产过程、运输过程等导致的供应链的不确定性越高，口腔医院需要的警戒库存就越多。第三，服务水平。口腔医院患者服务水平要求越高，医院越期望给患者提供高满意度的服务，这就意味着需要的医疗耗材警戒库存也越多。

警戒库存计算公式为

$$S = z\sqrt{L\sigma_d^2 + \sigma_L^2 d^2}$$

其中，S为警戒库存，z为一定患者服务水平下的口腔医院医疗耗材需求量变化的安全系数，σ_d 为提前期内需求的标准差，σ_L 为提前期的标准差，d为提前期内的日需求量，L为提前期的时间。警戒库存公式的建立基于警戒库存三要素。其中，患者需求的不确定性是指实际操作中产品的日需求量d及其变动标准差。供应链的不确定性是指供应商的供货提前期时间L及其变动标准差。服务水平的不确定性是指在警戒库存计算中使用的是一定服务水平下的需求量变化的安全系数z，该系数由口腔医院自身决定，是一把典型的双刃剑。

从警戒库存的理论公式可以看出，警戒库存是个变量，随需求量、供应链及服务水平的变化而变化。口腔医院在采购过程中如拒绝应用警戒库存概念进行库存的动态管理，就会导致警戒库存被人为固定为不变量，从而无法解决生产过程中出现的医疗耗材缺乏现象。

6.1.3 低值耗材的警戒库存管理

目前，部分口腔医院对于低值医疗耗材存在无计划使用状态。为解决低值医疗耗材，特别是不可单独计价低值医疗耗材的过度使用造成的浪费，口腔医院应在医疗耗材的使用阶段建立医疗耗材使用量标准化体系和低值医疗耗材的动态监测及超常警戒管理。具体来说，医院通过掌握医疗耗材流转情况，分析耗材使用过程中的不合理，对于过量使用的医疗耗材及时进行超常预警管理，具体可参考以下几个方法。

第一，建立医疗耗材使用量标准化体系。口腔医院应该在统计医院日常低值医疗耗材耗用量的基础上，考察往年采购计划的执行情况，通过定期查询系统，统计临床科室各种规格低值耗材的消耗量，结合医院相关规章制度和各个科室提交的耗材申领表上的耗材种类和数量，结合医院当年的发展计划，建立有效的医疗耗材使用量标准化体系。

第二，医疗耗材管理部门要统计低值医疗耗材（例如绷带、纱布、一次性无菌手套等），从系统中调取总支出排名前10和使用支出波动超过30%的耗材，作为试点监测对象。

第三，对于监测对象进行病例追溯，检测数据的合理性。医疗耗材管理部门与科室护士长进行数据核实，对于不合理使用医疗耗材的科室进行综合评价并通过院周会通报，相关科室和护士长提交书面报告。

第四，医疗耗材使用不合理的评价结果计入临床科室的绩效考评中，若该耗材连续三个月超常增长，对于异常科室的季度奖和年终绩效进行一定程度的削减，对于成本控制较好的科室给予一定的奖励，实现医疗耗材的成本管理与科室收入直接挂钩。

第五，口腔医院应采用工作库存警戒量管理法对低值医疗耗材库存实施自主动态监测。具体来说，在仓库中增设耗材警戒量管理功能，及时监测各临床科室医疗耗材的使用异常情况，从而为医疗耗材管理部门提供有效的数据信息，及时对医疗耗材的异常使用做出调整。

众所周知，口腔医院对于低值医疗耗材的需求量非常大，故而应当结合各个科室对耗材的应用情况计算实际需求量。合理预估医疗耗材需求量既可以有效解决大批产品库存积压的问题，又可以加快低值医疗耗材的周转速度，以此缩减库存成本费用。比如，口腔医院可研究并搜集与低值医疗耗材有关的数据，同时结合归纳取得的数据，采取科学的需求预测手段精准评估医院对于医疗耗材的需

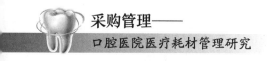

求量，从而降低相关费用支出。

口腔医院可引入存货供应模型，明确低值医疗耗材最为科学的采购规模及订购时间，针对种类单一、应用规模庞大的医疗耗材，结合年度需求总规模、各批订货成本、单位存储成本等指标，利用存货最佳订货批量模型运算取得低值医疗耗材的最佳订货批量。医院明确低值医疗耗材最优采购时间及批量规模后，在稳定供给各个科室医疗耗材需求的同时，可将耗材占用资金率降到最低。

6.2 高值耗材库存管理的"虚入实出"

6.2.1 "虚入实出"的内涵

高值耗材管理具备以下特征：首先，高值耗材对于产品质量、安全性提出更高的要求，如果耗材存在安全隐患，会对病人造成巨大的伤害，更有甚者危及其生命；其次，流通环节需记录大规模数据；最后，较难追溯产品，不易搭建起历史数据库。

基于以上特征，口腔医院在对高值耗材进行采购库存管理时应秉持"虚入实出"的理念，不断降低仓库存储规模，甚至可建立无库存管理模式。口腔医院所需医疗耗材品类规格繁杂，目前部分口腔医院对高值耗材的管理进行的追溯还停留在人工确认层面，并未实行真正意义上一物一码的跟踪管理。若医用高值耗材的使用与患者之间若不能及时建立关联，则一旦患者出现不良反应，就不能做到及时溯源，继而无法及时、准确地将不良事件实施上报，使得医院无法及时地控制问题高值医疗耗材再次被采购并投入使用的风险。因此，高值耗材库存管理需要经过前期需求分析，采用"虚拟入库，用后核算"的方式，即"虚入实出"。

6.2.2 "虚入实出"的必要性

可行性分析：对高值耗材进行"虚入实出"零库存管理，是在高值耗材使用的特殊性和对医疗工作质量及安全有可靠保障的前提下来实现的。针对高值耗材的特殊性，利用现有的医院管理系统（HIS 系统），设计配套的管理系统，建立与之适应的工作方式，不仅能解决高值耗材的使用难以规范这一管理难题，还能使采购确认快捷有效，出入库管理精确可控，具有传统被动式存储供应无可替代的优势。

必要性分析：推行"虚入实出"库存管理对高值耗材的规范使用起指导作用，使高值耗材管理真正做到了使用前有计划，使用前后可溯源，计费准确，有利于实现真实的科室全成本核算。同时，对高值耗材规范管理后，可避免因人为有意或无意造成的不安全因素，根本上保证耗材的安全性。最重要的是，面对竞争激烈的医疗市场，推行高值耗材的"虚入实出"零库存管理，有利于增强口腔医院管理人员及临床使用人员的成本意识，有利于控制口腔医疗服务质量和安全，有利于从机制上杜绝医疗工作中的腐败行为，有利于提高市场竞争能力，这对于口腔医院今后的生存和发展具有重大意义。

推行"虚入实出"库存管理方式，虽然增加了经销商的经营成本，但可有效减轻医院资金压力，使医院在高值耗材的供给上实现最低成本运营，并且可有效监管耗材的使用情况。因此，"虚入实出"库存管理对于高值耗材管理具有非常显著的优势。

6.2.3 "虚入实出"的库存管理流程

通过采购，进入临床科室的高值耗材必须贴上设备部门认可的条形码，未经采购部门验收入库的高值耗材，临床科室无法记账也无法投入使用。基本流程有以下几步。

第一，口腔医院对高值耗材有需求的临床科室根据自身计划填写购买请领单，采购部门采购处与经销商联系备货。

第二，库房核对清单、进行验收及录入相关信息，并生成条形码，确定后将高值耗材虚拟入库。清单上需要包括的内容有：产品名称、型号、配件的标号、价格、数量、消毒有效期、患者姓名、产品条码、所在科室、主治医生。

第三，临床科室根据高值耗材的实际使用状况收费记账，同时由专人填写使用清单，提交设备部门库房，未使用的高值耗材退回设备管理部门库房。

第四，设备部门库房收到清单后，确认高值耗材正式入库、出库，同时将出库信息提交财务部门。

第五，财务部门根据设备部门出库信息与患者结算。

具体的流程如图12所示。

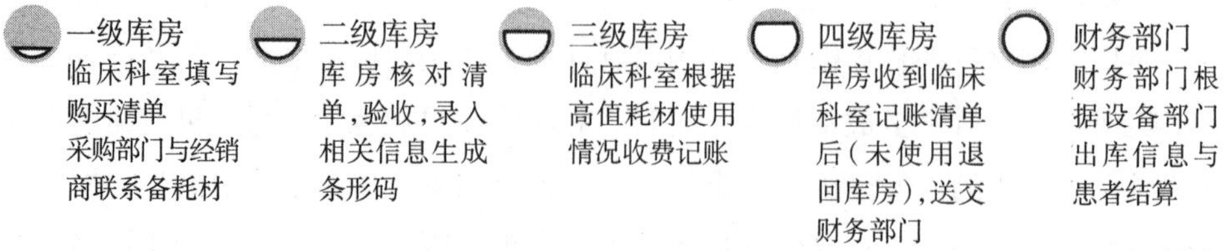

一级库房	二级库房	三级库房	四级库房	财务部门
临床科室填写购买清单 采购部门与经销商联系备耗材	库房核对清单，验收，录入相关信息生成条形码	临床科室根据高值耗材使用情况收费记账	库房收到临床科室记账清单后（未使用退回库房），送交财务部门	财务部门根据设备部门出库信息与患者结算

图12 "虚入实出"流程图

6.2.4 "虚入实出"的仓库管理系统

由上述内容可知，高值耗材"虚入实出"的仓库管理需要借助相应的信息系统。以系统的服务对象为出发点，下面具体描述"虚入实出"的仓库管理系统应具备的主要功能。

第一，基础数据设置。在使用高值耗材管理系统之前，应该先做好基本信息维护。基本信息包括：耗材品名维护、大类编码字典、细类编码字典、生产厂家字典、物品类别字典、经销商字典、HIS项目字典。

第二，库房管理。库房管理包括字典维护、入库登记和高值耗材原厂信息登记；信息查询、跟踪管理、提供各种查询报表，包括从高值耗材生产厂家条形码到最终患者使用信息、费用信息等全程跟踪信息的查询，以及提供有效期提醒功能。临床科室使用管理分为计费或使用确认部分及科室库存核查部分，其中计费部分分为住院病人计费、使用确认（对病人计费确认，确认后减科室库存，或者在计费同时就自动减科室库存）。

第三，财务管理。财务管理包括计费管理、高值耗材的审核与付款等。其中计费管理包括病人住院、门诊病人使用耗材计费与功能。高值耗材的审核与付款则是口腔医院对高值耗材进行的多维度审核及对供应商进行的货款给付工作。

6.2.5 高值耗材开发中的关键技术与工具

条形码是一种标记，由两部分组成，一部分由粗细不同的黑色竖条纹组成，另一部分则是对应的字符、数字及字母，二者组合在一起用来表达某一信息。条形码是当下具有经济优势的一种自动识别技术，通过该项技术能够快速识别和输入大量信息。口腔医院能够利用条形码技术对高值医疗耗材进行科学有效的规范管理。

条形码技术主要有四个方面的优点。

第一，能够快速输入。过去口腔医院对高值耗材开展管理时，一般采取台账手写的方式来输入信息，之后改用电脑键盘代替手写来录入相关信息。然而，随着高值耗材数量的日益增加，逐条录入的方式已经无法满足实际管理需要，将条形码技术引入高值耗材管理，能够在短时间内大量录入相关信息，在很大程度上提高了信息录入的效率。

第二，可靠性高。过去对高值耗材进行管理时，通常由相关工作人员对其出库、消毒等记录进行核查，如果耗材包装上生产日期、保质期等关键信息缺失必然会影响输入数据的精准度。利用条码技术对高值耗材进行出库管理，有利于保障高值耗材有关数据的可靠性与准确性。

第三，有助于采集数量庞大的信息。一条条形码包含的数据信息可高达数十位字符，利用条形码管理高值医疗耗材相关信息足以满足口腔医院的需要。

第四，条形码标签便于制作。制作条形码的机器及原材料需要投入的成本较低，条形码识别设备也比较容易操作，工作人员只需要接受简单的培训就能熟练使用。

对于医院现代化管理来说，引入条形码技术是一种积极的尝试。目前，条形码技术已经被大范围运用于医院管理工作，不但有利于提高医院管理工作效率，还有助于提升其精细化管理水平。此外，对于口腔医院的医疗系统来说，这对于构建科学有效的管理机制助力颇多。

6.3　本章小结

本章主要阐述了医疗耗材采购的库存管理。库存管理作为采购管理的重要组成部分，是降低口腔医院医疗耗材成本的关键。若要提高口腔医院医疗耗材的管理效果及使用效率，应当积极针对医疗耗材开展库存管理。口腔医院可以结合医疗耗材的价值采取不同模式的库存管理模式，从而实现口腔医院的库存管理高效化。

第7章

医疗耗材数字化采购

新时代的口腔医院医疗耗材采购需要与互联网数字信息技术联系起来，比如口腔医院对医疗耗材实施数字化采购模式，在线上拓展采购渠道等。

7.1 医疗耗材数字化采购概述

数字化采购又被称为"新采购"，是一种基于网络背景，根据实际供需情况与客户精准对接，进而满足其各类需要的采购模式，它通过利用大数据、人工智能等新兴科技手段，优化医疗耗材采购的各个环节，从而实现科学有效的医疗耗材采购管理。数字化采购是利用大数据、云计算、人工智能等新兴科技手段，构建数字化、智能化的医疗耗材采购管理生态链，使采购部门身份发生转变，成为口腔医院的价值创造中心，不再仅仅局限于保障耗材供应的传统身份。数字化医疗耗材采购主要有涉及以下几方面内容。

7.1.1 采购执行自动化

采购执行是指从选取货物到付清货款的过程。医疗耗材数字化采购将为采购各个环节提供自助服务，自动获取耗材需求从而提交补货请求，根据预先设定的规则对审批任务进行分配，待审核通过后自动执行后续相关流程进而加快实现医疗耗材采购的自动化，有利于控制风险、保障采购各环节的合规性，以在更大程度上提高采购活动的执行成效。通过将重复的任务统一执行，医疗耗材数字化采购能够自动激活采购申请和后续审批程序，真正实现整个货物采购过程的自动化与规范化，有利于提高采购效率，不断减少管理支出。数字化医疗耗材采购模式将人工智能技术引入采购过程，利用模式识别技术逐渐淘汰发票适配、预算审批等机械单调的人工操作环节，进而减小采购各个环节的资源压力，有利于创造更多价值，使采购流程变得更加简单和智能化。

7.1.2　支出可视化工具

基于互联网的支出可视化工具不但能够对支出数据进行分析，还能自动产生采购结果。一部分企业利用先进的算法技术，已经率先实现了数据清理与分类的自动化。根据预测，若是获取更多数据来源，将基础性关键绩效指标（KPI）引入其中，可使目前已存在的诸多口腔医院医疗耗材采购方案具备更加丰富的功能。

在进行支出分析与数字化采购时，口腔医院采购部门必须搭建起实时支出管理机制，完善支出知识库，并将预测分析技术运用其中，以此为医院预测采购需求及支出结构创造条件。在此过程中，口腔医院采购部门还应精准定位重点支出，有效降低成本费用支出，并采用分类级AP管理系统，对支出数据做出分类及管控，同时需加大对智能数据提取技术的应用力度，从诸多合同当中提取出价值含量高的信息，以扩大支持分析的精细度与全面性。

7.1.3　前瞻性的供应商管理

医疗耗材数字化采购需以VR技术、应用众包技术为支撑，全方位搜集捕获供应商数据，搭建起全方位供应商生命周期管理机制，提高对供应商的预判性，以有效规避不可预测的风险，并以此增强供应商绩效管理水平，进一步完善采购运营流程。数字化医疗耗材采购将实时监控与定期评估机制的作用发挥到最大，提高了企业对于数据的研判与洞察能力，以此构建富有前瞻性的绩效管理机制，达到合理配置供应商资源的目标。此外，以大数据为基础展开前瞻性预测研究，能够实时把控潜在供应商风险，帮助企业识别优质供应商群体，及时淘汰不合格供应商。

7.1.4　可预测战略寻源

在从寻源到签订合同的各个环节中，数字化采购将完善历史支出知识库，实现供应商信息、价格和成本的完全可预测性，优化寻源策略并为决策制定提供预

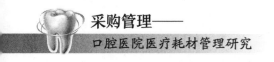

测和洞察，从而支持寻源部门达成透明协议，持续节约采购成本。

医疗耗材数字化采购将实时监控合同支出与执行，预测采购需求，自动生成寻源建议，帮助企业优化采购效率。在寻源策略方面，医疗耗材数字化采购将提供强大的协作网络，帮助企业发掘更多合格供应商，同时智能分析和预测其可靠性与创新能力，逐步实现战略寻源转型；应用认知计算等技术，评估和预测潜在供应商的可靠性与创新能力，发掘优质潜在供应商；借助领先供应商协作平台如通过 Ariba 连接 250 多万供应商，在全球市场中发现最优供应商；结合品类管理功能，根据不同品类的需求特点等因素，制定差异化寻源策略和可复用标准流程。

7.1.5 大数据决策

医疗耗材数字化采购借助大数据进行分析，帮助口腔医院进行采购决策。它将借助可视化工具直观展现寻源洞察与建议，简化领导层的决策制定过程，将寻源执行及决策周期缩短，从而大幅提高市场敏捷度；将应用认知计算和人工智能，基于供应商资质、历史绩效和发展规划等因素，构建敏感性分析模型，从而更加准确地预测供应商对企业成本与风险的影响，帮助筛选优质的合作对象；将应用智能分析技术，预测供应商对企业成本与风险的影响，为寻源提供可视化预测及业务洞察，从而提升供应链的整体透明度，帮助企业更加迅速和高效的制定寻源策略。

建立和完善医疗耗材数字化采购系统必须使用两种数据。第一种数据主要包括供货商的基本信息、市场概述等方面，主要用途是为采购方提供参考。第二种数据主要被用在采购决策和结果的相关分析方面，它通过分析得出这两者的相关性并建模。

7.2 口腔医院医疗耗材的在线采购渠道

7.2.1 专业的医疗耗材在线销售网站

当前，互联网上出现了许多专业的医疗耗材供应商，比如佳沃思医疗耗材商城、东方医疗器械网等，在此背景下，口腔医院采购人员可以直接通过互联网购买所需的医疗耗材。通过互联网采购医疗耗材，不但有利于提高采购效率，还能在短时间内对多家供应商的报价进行比较，有利于控制采购成本。

7.2.2　在线发布采购信息

采购人员能在互联网发布大量的采购信息。

以阿里巴巴平台为例。对于收费会员来说，发布信息的方式较为简便，直接在该平台发布即可，对于免费会员来说，发布信息则相对复杂，需要借助邮箱验证或手机验证的方式才能实现。

采购人员通过主动发布相关医疗耗材采购信息，说明想要购买的医疗耗材的数量、型号等，并附上本单位采购部门的联系方式，有利于供应商主动联系自己，扩大供应商范围。

7.2.3　在线开展采购管理

7.2.3.1　在线谈判询价

对于合作双方来说，在线谈判是其沟通价格的主要手段之一，通过在线交流，采购人员可以就口腔医院和供应商应当享受的权利、履行的义务及采购商品的相关要求等多方面内容与供应商展开谈判。在线询价主要有两种方式。第一，采购人员能通过在线咨询的方式联系供应商直接咨询产品价格。采购人员在确定网络供应商之后，可在网络平台点击该供应商页面的询价选项，在随后弹出的询价页面与网络供应商进行交流。在线询价时，要在询价单中填写想要购买的商品的信息，发送询价单后，对方就会收到这个询价请求。第二，采购人员通过留言的方式与网络供应商进行交流，在网站的留言页面填写想询问的问题并发送留言，之后供应商就能看到该留言。

必须注意和防范的是，因为是网络咨询价格，双方很可能不熟悉，所以很有可能出现供应商采取恶性竞争手段、高报低配的情况。

7.2.3.2　在线签约

在线采购过程中，通常把签约认为是买方与卖方或参与采购活动的多方成员为了达成商品交易而正式形成口头、书面及电子合同等。对于在线采购来说，签约是其核心环节，是必要的流程。口腔医院采购人员和互联网上的供应商就价格进行谈判，待协商一致后，双方必须通过符合法律规定的合同形式把商议结果确定下来，双方需要在合同上签字并加盖公章，之后进行交换，该过程称为单证交换。这类合同双方通过电子信息网络以电子的形式达成的设立、变更、终止财产

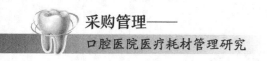

民事权利义务关系的协议就是电子合同。这种类型的合同主要具备四个特征：第一，要约及承诺是以数据电文的形式借助进行传递的；第二，合同主体的虚拟性及广泛性；第三，这类合约的形成、变更和解除都无需通过纸面形式，具备电子化优势；第四，与传统合同相比，电子合同在生效方式等方面都存在差异。

7.2.3.3　在线采购常见的供应商弃标现象

不管供应商以何种理由弃标，都对在线采购造成了不良影响。所以，口腔医院应当加强对互联网上的供应商的管控力度，定时或不定时查看其是否如实履约。比如，当网络上的供应商弃标时，采购部门根据其情况的严重程度给予不同的处罚（并将其不良行为纳入诚信档案，将违规操作者直接拉入"黑名单"），此外，还应当对采购人员严格管理，制定相应奖惩机制。

7.2.4　商品物流配送管理

从传统的角度来说，配送主要是指结合口腔医院的商品订购，供应商在物流站对对应的商品进行配置、分拣，随后将商品送至收货方的过程。配送包括分类、整理、筛选、加工及运送等多个环节。

利用网络选购商品，创造了物流全新的发展方向，使其生成不同于过去的新特征。首先，物流具有了信息化的特点。其信息化主要体现在统计物流信息上呈现出代码性与数据性，在传递物流信息时呈现出及时化与规范化特征，在整理物流信息上呈现网络化与电子智能化，以及在保存物流信息上呈现数字化。其次，物流具有了自动化的特点。物流信息化是物流自动化的前提，机电整合化是物流自动化的关键，其外在特征是无人化。物流自动化降低了人力成本，还能提高运输操作的水平，降低实施过程中的出错率，增强劳动生产的强度，促进物流智能化。

在利用互联网选购材料时，口腔医院能通过设置运输方的数据体系，结合不同货源地对接优质的运输方，了解、记录、分析选购耗材的信息。对于已选购的耗材，口腔医院需要注意跟踪订货、加强相关售后服务的利用及争取自身利益。在商品发货后，对其运输上的监控与进度的审核便是跟踪订货。这主要是为了避免延迟到货及出现质量和数量上的问题。口腔医院在拿到供应商的商品之后，应及时安排相关人员进行检查与验收，同时对相关商品进行反馈。口腔医院还应该享受供应商的上门服务、服务电话等售后服务，如商品的免费加载及网络更新等，从而得到卖方的技术支持。

7.2.5　网络交易安全

线上的商品选购依赖互联网支付，网络采购医疗耗材主要包括手机支付、汇款、第三方平台支付、货到付款及网上银行支付等多种方式。这样的支付方式给人们的生活带来一定的便捷，然而也会出现一些风险问题。因此，医院在对商品进行支付时，应谨慎核实收款方的账户，同时加强自己账户的隐私保护，增强交易安全保障等。

7.3　口腔医院数字化采购组织机制的创建

在网络信息化的新背景下，医院应加强数字化与信息技术管理的能力，创建智能管理体系，全面利用数据信息优势，在设备选购中合理开展物资的分配、选购及保存工作，科学地规划信息、项目及人员等内容。

7.3.1　创建医院综合信息化经营管理手段

口腔医院在加强数字化选购中，应创设医院综合发展组织体系，同时创建医院整体化的经营方式及完善医院经营监控体系。

7.3.1.1　在口腔医院中创建综合经营组织体系

对物资编码、物资收费编码、资产编码及人员代码等单元数据进行规范化与标准化管理，对成本开展标准审核，将采购组织与预算把控规范化，明确管理责任，以国家标准对相关实践人员细分职责。

7.3.1.2　创建整体化的经营方式

对医院各项资源（如人力、物力、财力等调配、审批、购进、计划、分析、控制、奖惩及评价等）建立管理体系，形成运营分析、物流、采购管理、战略决策、财务管理等不同的组织结构；创建医院管理预期战略系统（也就是医院的HRP系统，其核心为财务，主要内容为预算管理，前提条件为物流成本、人才培养、固定资产原值，基本支持为绩效考核体系）。

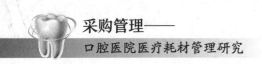

7.3.1.3 对医院经营的内部监控创建体系

内部监控体系主要涉及对预算、支出、耗材、收入、固定资产及管理、财务电子信息、合同管理、监督检查、库存设备等方面的监控。利用设置预期费用加强对日常性开支、固定资产及财务的审核，智能化地核算医疗耗材商品的库存量，保证医院内部监控体系实施的稳定性。

7.3.2 明确医院智能采购体系环节

7.3.2.1 产品准入与资格审核

新产品加入口腔医院的产品运用目录被称为"产品准入"。进入产品目录的要求包括：第一，产品目录中没有可直接替代新产品的产品以及新的产品具有较高的价值；第二，提交的新产品要有省级选购平台的记录或中标；第三，较符合临床的创新技术与新工作拓展的要求；第四，申请产品准入的公司的资格证件具有有效性、全面性及合理性。

以上四点便是新产品的准入原则。供应商在第一次使用口腔医院信息网站时要先注册，上传并填写公司资格信息，经过平台的审核，不合规的供应商将被拒绝注册；注册成功后，供应商便可运用网站填写产品的准入申请，填写内容包含单价、注册证号、注册证名称、型号规格、通用名、挂网编码、生产厂家等，随后将产品的资格证件上传，待口腔医院采购部门审核后，申请表移交给相应的部门负责人确认并签字。

平台对审核通过的申请单进行处理归纳后，职能部门将申请单移交给产品管理部门评估，进而最后确定是否将其纳入产品目录中。经过口腔医院领导层审核费用内容及招标处明确价格后，职能部门将数据移至医院的产品目录体系中。

合理、规范的数据有利于省级、市级产品选购平台对接医院产品管理体系。平台可以设置提前一个月的风险警报，第一时间向供应商传递最新信息，如果资格证件将超过时效，便督促供应商及时更新产品的资格信息及公司信息。产品选购平台应从最基础环节展开组织与管理工作，促进产品信息与资格证件的智能化管理，对产品的注册证及供应过程加强规范化，避免医院产品的使用出现法律方面的问题。

7.3.3 采购订单与验收产品的数字化管理

首先，临床部门结合需要在内部网站上提交产品申请，器材部门结合产品数量情况进行操作，若数量充足则直接出库运输，若数量不足便向采购部门提交采购申请。其次，采购部门对信息审查后创建选购单，利用产品采购平台传达给供应商。再次，由供应者对商品进行准备，并在电子送货单上输入商品的数量、有效期及批号等内容，打印出附带二维码的送货单；货品送到后，器材部门参考供应商的送货单及产品情况，仔细核对产品内容，确认无误后扫条形码收货，同时加以点评。最后，产品选购平台把收货的消息传达到医院的信息体系，随后由账目管理人员在系统中记录，入库工作完成。

7.3.4　临床领用与产品计费

低值口腔医疗耗材可由科室直接通过口腔医院医疗耗材申领系统申领使用，然后基于科室领用记录来核算科室成本支出；而普通口腔医院医疗耗材则需要验收后配送至科室使用，月末由科室负责人进行出库结算确认工作。高值口腔医院医疗耗材的临床领用和产品计费则相对复杂，若高值口腔医院医疗耗材不可确认使用科室，则需要验收，验收无误后进入验收库，待需要使用时通过预入库的方式进入具体的使用科室，月末由科室负责人做高值口腔医院医疗耗材出入库结算确认。

一般情况下，高值口腔医院医疗耗材均是经过消毒供应中心灭菌消毒后送入使用科室，因此不需要进行灭菌消毒材料验收工作。

口腔医院医疗耗材的计费（以手术室使用医疗耗材为例）包括如下步骤：口腔医院手术室使用的医疗耗材需要进行手术间管理，手术间提前提交口腔医疗手术耗材申请表给手术室二级库，手术室二级库根据手术材料申请表进行口腔医疗耗材出库工作，手术间巡回护士在术后确认术中所使用的耗材并进行条码扫描以此生成账单，经过护士核对计费信息后提交负责人审核，审核通过后经由口腔医院信息化系统接受口腔医疗手术计费请求并自动生成口腔医院手术计费记录。

7.3.5　票据核验与付款结算

结合入出库的记录，由医疗耗材库房制成结算的订单及支付的通知单，利用口腔医院采购管理系统使结算单送达产品选购平台，平台在收到结算单之后，利用应用程序给供应商发送及时开票的信息，供应商利用平台参考结算单信息对发票信息进行记录、打印票据明细单。与此同时，产品选购平台利用口腔医院采购管理系统将电子开票单送达给口腔医院信息化平台，库房部门及选购部结合供应

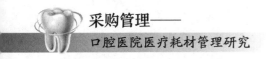

商的发票及开票凭证对票据进行审核，最后由财务部门进行结算。

7.3.6 数据监管与服务评价

随着医院的智能化、信息化、数据化不断发展，医用设备组织单位要将重点从供应保障转为经济管理，探究提高医用设备管理水平及临床服务的方法。例如：科学地应用耗材、规范临床工作标准、降低风险及增强预测性，创建完善的设备监控媒介，利用互联网数字化进一步给产品监控带来支持；在确保安全的基础上，提取医疗机构预期阶段产品占比情况、选购量、价格的变化趋势，医疗机构间医用耗材数量和价格的月度增长变化，平均价格和数量在横向上的比较情况，以及关注产品用量和同比、环比增长率等信息；临床科室分析设备应用状况数据，结合不同的科室临床诊断、治疗内容，设置各科室不同时期耗材占比的预期值，参考目标落实情况实施奖惩制度，并且将耗材规范化管理指标融入科室绩效评价系统中；结合绩效考核制度，促进耗材的规范化管理。智能化的采购体系应包含高效的供应商评价机制，加强医院对供应商监督，形成可量化的供应商服务评价体系，以选拔优秀的供应商，进而及时地规范临床应用耗材。

7.4 本章小结

本章主要阐述了口腔医院医疗耗材数字化采购。随着数字化信息技术的成熟及其在各领域的广泛运用，口腔医院医疗耗材采购也开始使用数字信息技术，如数字化采购渠道、数字化选购组织机制的创建，它能够优化口腔医院医用耗材采购效果，使口腔医院实现科学高效的医疗耗材采购管理。

参 考 文 献

[1] 韦哲，越斌. 现代医疗设备与医用耗材管理手册[M]. 甘肃人民出版社，2011.

[2] 谢卫华，黄二亮，焦燕. 医用耗材管理[M]. 中国医药科技出版社，2022.

[3] 李增宁. 医用耗材SPD精细化管理培训教程[M]. 人民卫生出版社，2022.

[4] 刘斌. 浅析如何做好采购管理优化企业供应链[J]. 中国物流与采购，2022（12）：77-78.

[5] 柯夏菲. 企业物资采购管理存在的主要问题及改进措施探讨[J]. 企业改革与管理，2022，（16）：24-26.

[6] 李进. 供应链管理下企业采购管理存在的问题及改善措施分析[J]. 中国水运，2022，（08）：99-99.

[7] 金凡茂，叶芳敏，梁晓美，等. 医院药品带量采购现状分析与管理对策探讨[J]. 中医药管理杂志，2021，29（6）：121-124.

[8] 邢文璐，周绪川，于蒙. 基于不同采购形态下EOQ理论的JIT管理模式分析[J]. 西南民族大学学报（自然科学版），2021，47（2）：187-194.

[9] 刘宝. "互联网+"背景下国有企业物资采购管理的创新[J]. 工程技术研究，2021，6（6）：200-201.

[10] 翁舜龙，莫国栋，黄彩燕等. 基于药品集团采购模式下的药库零库存管理对医院药品供应与药房管理的影响[J]. 抗感染药学，2021，18（3）：428-433.

[11] 薛松. 探讨医疗设备维修配件的分类采购供应管理模式[J]. 中国医疗器械信息，2021，27（5）：162-164.

[12] 何俊发. 医院医疗设备采购的项目化管理[J]. 医疗装备，2021，34（04）：47-48.

[13] 桓梦杰. 浅析医疗耗材库存与采购控制管理[J]. 财经界，2023（19）：72-74.

[14] 刘曼，赛天骄，刘伟. 医疗耗材的控制与管理[J]. 中国医疗器械信息，2023，29（3）：143-146.

[15] 庞赞洋. 医疗机构高值医疗耗材管理研究[J]. 产品可靠性报告，2023（1）：55-56.

[16] 曹沛宇，刘曼琪，金三泰. 某医用耗材医保采购管理模式启示与借鉴[J]. 中国医院，2022，26（7）：78-81.

[17] 江民. 医联体背景下医院耗材供应链管理探究[J]. 冶金管理，2020，（23）：113-114.

[18] 黎颖怡. GS医院医用耗材库存改进研究[D]. 广东：广东财经大学. 2018

[19] 段晓雷. 企业采购供应链管理平台的设计与实现[D]. 北京：北京交通大学，2020.

[20] 赵红梅. 供应链模式下GGQ公司采购管理优化研究[D]. 昆明：云南财经大学，2020.

[21] ZHANG P，YAN H，PANG KW. Inventory sharing strategy for disposable medicalitems between two hospitals[J]. Sustainability，2019，11（22）：6428.

[22] SRAI J S, LORENTZ H. Developing design principles for the digitalisation of purchasing and supply management [J]. Journal of Purchasing and Supply Management, 2019, 25（1）：78-98.

[23] MIN S, ZACHARIA Z G, SMITH C D. Defining supply chain management：in the past，present，and future [J]. Journal of Business Logistics, 2019, 40（1）：44-55.

[24] FERNANDEZ G I, CHANFREUT P, JURADO I, et al. A Databased Model PredictiveDecision SupportSystem for Inventory Management in Hospitals[J]. IEEE journal of biomedical and healthinformatics，2020，PP.

[25] MILLINGTON D. WHAT IS PROCUREMENT？Procurement 101：Procurement Management Process [J]. American Fastener Journal,2020,（5）：370-396.

[26] JUITSUNG WONG. Dynamic procurement risk management with supplier portfolio selection and order allocation under green market segmentation [J]. Journal of Cleaner Production,2020,（4）：157-164.

[27] JOHNSON F, LEENDERS M R, FLYNN A E. Purchasing and supply management [M]. New York：scGraw-Hill Companies, Inc, 2021.

[28] VESALAINEN J, RAJALA A, WINCENT J. Purchasers as boundary spanners：Mapping purchasing agents' persuasive orientations [J]. Industrial Marketing Management, 2020, 84：224-236.

[29] TAS B K O. Effect of public procurement regulation on competition and costeffectiveness [J]. Journal of Regulatory Economics, 2020, 58（1）：59-77.

[30] QAZI A A, APPOLLONI A. A systematic review on barriers and enablers toward circular procurement management [J]. Sustainable Production and Consumption，2022，33：243-359

后　记

　　白驹过隙，转眼间一年时光已经悄悄走过！在2023年里，我一直在工作之余进行《采购管理——口腔医院医疗耗材管理研究》的撰写与修改工作。经历了一年的辛苦写作与修改，这本书，也是我的第一本学术专著，终于得以定稿，心中的一块大石头也随之落地！这意味着本书即将被读者使用，并能够为口腔医院医疗耗材采购管理实践工作提供一定的参考价值。这虽然是口腔医院医疗耗材采购管理研究领域的一小步，却是我学术生涯上的一大步！

　　回想本书的撰写过程，真可谓是五味杂陈。由于缺乏相关领域资料，我遇到了不曾想到的困难！首先是搜集数据资料的困难，其次是查阅文献资料的困难。这些困难让本书的撰写一度停滞。但是，在大家的帮助下，我最终克服了这些困难，使本书最终得以顺利完成！这离不开大家对我的无私帮助，衷心感谢！

　　首先，要感谢我的朋友们。在我撰写此书时，是你们热心地帮我查阅资料，搜集数据；是你们的关心激励了我，使我坚定地与困难对抗，在困难中前行。

　　其次，要感谢在采购管理研究领域的学者们，正是因为有你们既有研究的支撑，《采购管理——口腔医院医疗耗材管理研究》一书才能够有扎实的理论依据及数据支撑。在此致以真诚的感谢！

　　最后，特别感谢电子科技大学出版社参与本书三审三校的编辑们，谢谢你们对书稿进行精细阅读、详细批阅、精心校正。没有你们，本书是不可能完成的，谢谢！

鄢　林

2024年1月